リハビリテーション医療入門

増補版

武智秀夫
元・吉備高原医療リハビリテーションセンター院長

医学書院

リハビリテーション医療入門

発　行	2001年2月15日　第1版第1刷
	2006年3月1日　第1版第4刷
	2007年12月1日　第1版増補版第1刷 ©
	2020年8月1日　第1版増補版第5刷
著　者	武智　秀夫（たけち　ひでお）
発行者	株式会社　医学書院
	代表取締役　金原　俊
	〒113-8719　東京都文京区本郷1-28-23
	電話　03-3817-5600（社内案内）
印刷・製本	双文社印刷

本書の複製権・翻訳権・上映権・譲渡権・貸与権・公衆送信権（送信可能化権を含む）は株式会社医学書院が保有します．

ISBN978-4-260-00542-5

本書を無断で複製する行為（複写，スキャン，デジタルデータ化など）は，「私的使用のための複製」など著作権法上の限られた例外を除き禁じられています．大学，病院，診療所，企業などにおいて，業務上使用する目的（診療，研究活動を含む）で上記の行為を行うことは，その使用範囲が内部的であっても，私的使用には該当せず，違法です．また私的使用に該当する場合であっても，代行業者等の第三者に依頼して上記の行為を行うことは違法となります．

JCOPY 〈出版者著作権管理機構　委託出版物〉
本書の無断複製は著作権法上での例外を除き禁じられています．複製される場合は，そのつど事前に，出版者著作権管理機構（電話 03-5244-5088，FAX 03-5244-5089，info@jcopy.or.jp）の許諾を得てください．

増補版 序

　本書の初版を上梓してから7年が経過した．その間，人口の高齢化はさらに進んだものの，リハビリテーション医療の技術的な本質はそんなに大きく変わってはいない．

　大きく変わった点として，国際的には，世界保健機関（WHO）のICIDH（国際障害分類）がICF（国際生活機能分類：国際障害分類）に改定されたことが挙げられる．

　ICFは健康状態に関連する生活機能と障害の分類である．リハビリテーション医療には「疾病の結果（帰結）」である，以前のICIDHの方が即物的で理解しやすく，利用しやすいと思われる．したがって，ICFもICIDHも詳しく述べた．

　わが国においては，リハビリテーション医療をとりまく身体障害者福祉，医療保険，介護保険などの社会福祉の制度が変化した．

　障害者自立支援法の制定施行，介護保険や医療保険の改正などである．その結果，障害者や患者の経済的負担が大きく変わった．

　これらの制度は今後，改正されるかもしれない．とりあえず本増補版では初版より大きく変わったものを書き改めた．

　リハビリテーション医療の実践にあたり，従事する医師，セラピスト，看護師，義肢装具士，医療ソーシャルワーカーなどにとって，技術的なことが重要であるのはいうまでもない．しかしいろいろな社会資源を熟知しておくのも必要で，患者や障害者によりよいサービスができる．

増補版の上梓に当たり，読者の方々にもう一度，患者や障害者にとっての社会資源についての知識が大切なことを再確認していただきたいと考えている．

2007年10月

岡山にて

武智　秀夫

初版 序

　人口の高齢化，科学技術の進歩に伴い，疾病や障害の様態が大きく変容してきた．一方，障害者のノーマライゼイション，完全参加と平等の考え方が普及するにつれ，障害者に接する社会の姿勢も変化してきている．

　これと共に，「リハビリテーション」という言葉は，今日至る所で広く用いられている．しかし，その意味合いは必ずしも共通したものではない．使われる場面によって，融通無碍な取り扱われ方をしている．そうした中で，「リハビリテーション医療」は歴然とした医学の一分野であり，科学であるにもかかわらず，アイデンティティーがはっきりしない印象を与えているようである．

　本書は，「リハビリテーション」，「リハビリテーション医療」を明確に認識して頂くのを目的として記述したつもりである．言い換えると，保健，医療，福祉の分野で活動する多くの人たちに，「リハビリテーション」，「リハビリテーション医療」をよりいっそう正しく認識し，理解してもらうということになる．

　本書を，リハビリテーション医療を担う医師，セラピスト，看護師，義肢装具士などの専門職の教育機関で，また，「リハビリテーション」に多少とも関わり合う教育機関で，テキストとして役立てて頂ければ，著者としてこの上ない喜びである．

　これまで上梓された「リハビリテーション医療」の専門書と異なり，本書では，障害とはどのようなものか，障害の受容，リハビリテーション医療に必要な心理学，リハビリテーション医療の目的と方法，職業復

帰，職業リハビリテーション，福祉就労，介護保険，地域リハビリテーションについて，できるだけ啓蒙的に，また即物的に記述したつもりである．

　読者の方々には，本書で「リハビリテーション」，「リハビリテーション医療」をそれぞれの立場で概観し，専門的な知識が必要なときは，巻末に紹介した図書を参考にして頂きたい．

2000年12月

吉備高原にて

武智　秀夫

目次

I 障害とリハビリテーション医療
1. 障害と疾病 ……………………………………………………………… 1
2. 障害の種類 ……………………………………………………………… 5
3. 障害のレベル …………………………………………………………… 6
4. いろいろな社会復帰 …………………………………………………… 10
5. リハビリテーション医療 ……………………………………………… 12

II リハビリテーション医療の対象になる障害
1. 麻痺 ……………………………………………………………………… 14
2. 高次脳機能障害 ………………………………………………………… 16
3. 関節の障害 ……………………………………………………………… 18
4. 四肢の切断 ……………………………………………………………… 20
5. 難病による障害 ………………………………………………………… 22
6. 小児の障害 ……………………………………………………………… 24
7. 呼吸障害・心臓障害など ……………………………………………… 25

III リハビリテーション医療で治療する日常生活の障害
1. 日常生活動作 …………………………………………………………… 27
2. 起座, 移動の障害 ……………………………………………………… 28
3. セルフケアの障害 ……………………………………………………… 31
4. 排泄の障害 ……………………………………………………………… 33
5. コミュニケーションの障害 …………………………………………… 34

6. 社会的認知の障害 …………………………………… *35*
　　7. ハウスキーピングの障害 …………………………… *35*

Ⅳ　リハビリテーション医療に必要な心理学
　　1. 人の心 ………………………………………………… *37*
　　2. 本能，知性，動機づけ ……………………………… *38*
　　3. 感情（情動，情緒）………………………………… *38*
　　4. パーソナリティー …………………………………… *39*
　　5. 意志，認知，学習，認知症 ………………………… *40*
　　6. 自己像 ………………………………………………… *42*
　　7. コーピング，防衛機制 ……………………………… *42*
　　8. 対人関係，性の問題 ………………………………… *44*

Ⅴ　障害者側の問題
　　1. 障害の告知 …………………………………………… *46*
　　2. 障害の受容 …………………………………………… *47*
　　3. 経済的問題 …………………………………………… *48*

Ⅵ　リハビリテーション医療の職種とその役割
　　1. 医師 …………………………………………………… *49*
　　2. 理学療法士（PT）…………………………………… *50*
　　3. 作業療法士（OT）…………………………………… *51*
　　4. 言語聴覚士（ST）…………………………………… *52*
　　5. 義肢装具士（PO）…………………………………… *53*
　　6. リハビリテーション・エンジニア ………………… *56*
　　7. 医療ソーシャルワーカー（MSW）………………… *57*
　　8. 看護師 ………………………………………………… *58*
　　9. 臨床心理士 …………………………………………… *61*

VII リハビリテーション医療の進め方
1. 障害の予後を予見する……………………………………………63
2. 障害を評価しゴールと期間を設定する……………………………64
3. チームカンファレンス……………………………………………67

VIII いろいろな社会資源
1. わが国の社会保障…………………………………………………68
2. 医療費………………………………………………………………69
3. 障害者自立支援法…………………………………………………72
4. 医療費の公費助成…………………………………………………73
5. 老人医療……………………………………………………………74
6. 働けない間の収入…………………………………………………74
7. 障害年金……………………………………………………………75
8. 補装具，日常生活用具，住宅改造………………………………77

IX 職業復帰
1. 職業復帰に至るいろいろな過程…………………………………81
2. 職業リハビリテーションの施設…………………………………82
3. 法定雇用率…………………………………………………………88
4. 職業復帰の場………………………………………………………90
5. 福祉就労と職業リハビリテーションとの違い…………………92

X 福祉就労の施設
1. 障害者自立支援法での施設・事業体系…………………………94
2. 障害者自立支援法にもとづく福祉就労の施設…………………95
3. 訓練施設と生活施設………………………………………………95

XI 介護保険
1. 判定と措置，契約…………………………………………………98

2. 介護度の評価 …………………………………………… 99
　　3. 介護保険による居宅サービス …………………………… 100
　　4. 介護保険の施設 …………………………………………… 101
　　5. 介護保険とリハビリテーション医療 …………………… 102

XII　地域リハビリテーション
　　1. ノーマライゼーション …………………………………… 103
　　2. 地域リハビリテーション ………………………………… 104
　　3. わが国における地域リハビリテーション ……………… 105

XIII　「リハビリテーション」という言葉
　　1. 広い意味で使われる「リハビリテーション」………… 107
　　2. 身体障害者（肢体障害者）に使われる「リハビリテーション」
　　　　………………………………………………………… 108

付．参考図書 ……………………………………………………… 111
索引 ………………………………………………………………… 113

I 障害とリハビリテーション医療

1 障害と疾病

a. 生体の可逆性と不可逆性

　急性虫垂炎にかかったときのことを考えてみよう．激しい腹痛，発熱があり，たいてい救急病院を受診する．そして正しい診断をうけ，疾病のもとである虫垂を切除してもらう．そうすれば1週間から10日位でまた元の健康な状態に戻る．

　この場合，厳密にいうと手術前にあった，この人の虫垂は手術後にはなくなっているので全く同じ状態ではないが，何ら支障なく社会生活が送れるようになる．つまり日常生活を送るというレベルでみれば，この人は可逆性の範囲で虫垂炎に罹患したことになる．

　交通事故に遭い，右下腿に激しい開放骨折を起こしたとしよう．血管も神経もちぎれ，筋肉は挫滅され泥に汚染されている．骨はバラバラに折れ，皮膚も圧挫されている．骨がくっつく見込みはなく，全身状態もよくない．こんな場合，下腿切断が行われるのはよくあることである．何日かたてば切断創は治癒し，全身状態は改善し健康な状態になる．し

かし，健康になったとはいえこの人の右下腿は切断されている．つまりこの人の右下腿開放骨折は，右下腿切断という障害を残して健康になったのである．この場合，右下腿の骨折という外傷（疾病）は不可逆的な結果あるいは帰結をみたということになる．私たちが疾病や外傷の患者に接するとき，いつもその疾病や外傷が可逆性のある状態かどうかよく考え，判断しておかねばならない．

障害とは本来，不可逆的なものを指す言葉である．加齢による身体，身体機能の変化も不可逆的である．しかし生体の不可逆的変化でも，先の虫垂炎の例のように，日常生活に何ら差し支えのないものも多くみられる．したがって，どの範囲の不可逆性かということをよく理解しておく必要がある．

b. 障害と疾病の違い

昔，いろいろな伝染病がたくさんあった．腸チフスという伝染病を考えてみよう．抗生物質のない時代は，隔離病室で点滴をうけ，強心剤，解熱剤，下痢止めを使って安静にし，合併症を起こさないように，腸チフスという疾病が生体を通りすぎるのをひたすら待った．無事に経過すると，可逆的に健康を回復するが，不幸な経過だと疾病が不可逆な方向に進み，生命を失ったのである．

いまは大変稀になったが，ポリオ（脊髄性小児麻痺）という疾病がある．ポリオに罹ったとき，ふつうの風邪と鑑別するのは非常に難しい．ところが熱が下がる頃，風邪だと思っていたのに手足の麻痺に気がつき，ポリオだとはっきりする．麻痺は出現してから1年位は少し回復するものの，それ以後生涯残る．つまり不可逆である．ポリオでは熱があるときが疾病で，時には生命に危険が及ぶこともある．麻痺はポリオという疾病の帰結で障害である．火事にたとえると，炎があがり家が燃えているときが疾病で，消火され黒く焦げて残った家が障害だということもできる．先に述べた外傷後の切断やポリオの後の麻痺を考えると疾病と障害の区別が理解しやすい．

次に関節が次々におかされてゆく関節リウマチを考えてみよう．関節リウマチは不可逆性の疾患で，おかされた関節に障害が残る．ポリオと異なり障害と疾病が同時に存在する．

脊髄小脳変性症という歩行に障害を伴う疾病がある．この疾病は徐々に進行するので，それに従い障害も進行する．これ以外の中枢神経疾患でも，疾病と障害が同時に存在し，どちらも進行するものが多い．

次に出生直後より障害のある脳性麻痺を考えてみよう．脳性麻痺の子供は運動器官が発達する年齢まで，麻痺がわずかではあるが改善するが，それ以後あまり改善しない．先に述べたポリオや関節リウマチの障害者は，障害が発生するまで100％健康であったが，先天性の障害者は，障害のない状態の体験はない（図1）．このように障害の起こり方には三通りあるが，近年では疾病と障害が同時に存在するものが増えている．

気管支喘息の原因は花粉，ダニ，粉塵などのアレルギーで種々の心因性要素も加わってくるといわれている．アレルギーの原因が同定でき，脱感作という治療で完全に治癒させることができる場合もある．このときは可逆性の疾病といえる．しかし，脱感作で治癒しない喘息の人は喘息という疾病をもち続け，時々の喘息発作はその人の社会活動を阻害する障害になる．そしてまた喘息発作を繰り返していると，肺機能が低下し障害もひどくなってくる．心臓の障害の場合も心疾患が同時に存在する場合が多い．

リハビリテーション医療は主に障害に対応するものである．しかし障害と疾病が同時に存在する場合，障害のみに対処するだけではなく，障害の原因疾患にもある程度対処しなければならない．また障害者がその障害の原因でなくても，種々の慢性疾患をもっていることも多い．このような場合，リハビリテーション医療のチーム，とくに医師は自身の能力と，自分が活動している施設の設備環境とを十分認識して，リハビリテーション医療を実践することが重要である．

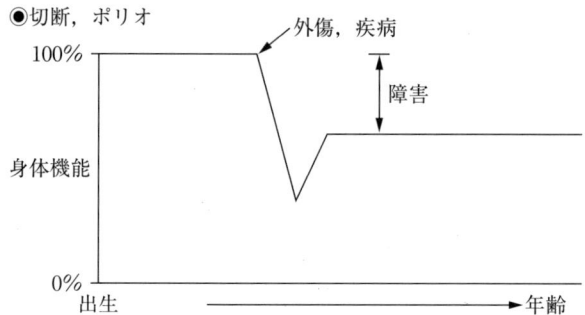

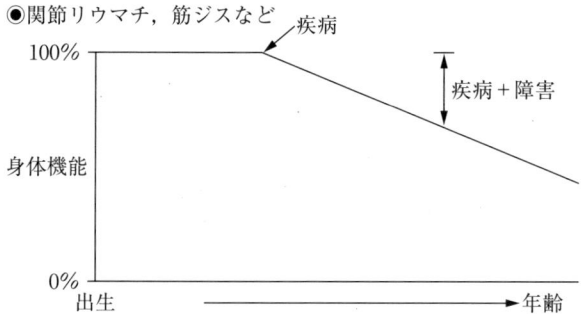

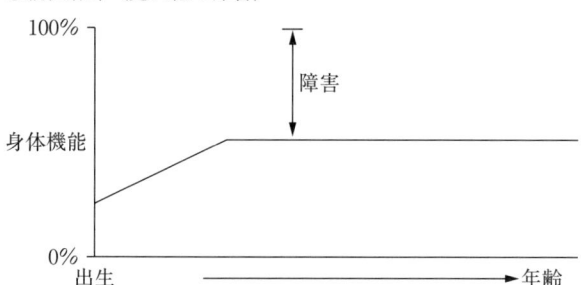

図1 障害の発現とその経過
(武智秀夫「看護過程に基づくリハビリテーション看護」, 医学書院, 1992)

2 障害の種類

a. 三つの障害

古くから手足や眼,耳の不自由な人たちを身体障害者といってきたが,1981年の国際障害者年(国連)以来「障害者」という言葉が一般的に使われるようになった.わが国でも障害者基本法が制定されている.「障害者」はその質により次の三つのグループに類別される.そしてそれぞれ対応する法体系がある.それは,

① 精神障害者(Seele)………精神保健及び精神障害者福祉に関する法律
② 知的障害者(Geist)………知的障害者福祉法
③ 身体障害者(Körper)……身体障害者福祉法

である(カッコ内はドイツ語).

平成18年4月に障害者自立支援法が施行され,3つのグループの障害者の実際の援助はこの法律により行われるようになった.

精神障害者というのは精神病にかかり病院での治療がひとまず終わったが,社会復帰のためリハビリテーションの必要な人たちのことで,わが国のみならず他の先進国でもこれらの人たちのリハビリテーションは大変遅れている.

知的障害者とは生まれつき知能が正常でない人たちのことで,ふつう知能指数を用いて障害の程度が表現されている.

身体障害者とは肉体に障害のある人たちのことであり次の項で述べる.

b. 身体障害者福祉法による分類

身体障害者福祉法によると身体障害は,ⅰ)視覚障害,ⅱ)聴覚又は平衡機能障害,ⅲ)音声言語機能又はそしゃく機能障害,ⅳ)肢体障害(体幹,上肢,下肢,乳児期以前の非進行性の脳病変による運動機能の障害),ⅴ)内部障害(心臓機能障害,腎臓機能障害,呼吸器機能障害,

膀胱または直腸の機能障害，小腸機能障害，ヒト免疫不全ウイルスによる免疫機能障害）である．

今日「障害者」という言葉はいろいろな分野で大変よく用いられているし，前項①，②，③の障害者とも広い意味でのリハビリテーションの対象になる．しかし障害の質が違えば，リハビリテーションの内容も異なることを十分理解しておかねばならない．

リハビリテーション医学（本書ではリハビリテーション医療とした）の対象は身体障害者のうち肢体障害（合併している高次脳機能障害，嚥下障害などを含む）と内部障害のうち心臓機能障害と呼吸器機能障害である．また障害者によっては三つの障害の二つないし三つを合わせもっている場合もある．

3 障害のレベル

1981年の国際障害者年に先がけ1980年世界保健機関（WHO）は国際障害分類（ICIDH）を発表した．それ以来障害レベルを三つの概念に分けて考えるようになっている．ICIDHは，2001年ICF（国際生活機能分類：国際障害分類）に改定された．ICFについては後段で説明するが，まずICIDHについて述べる．ICIDHでは三つのレベルを，① impairment（機能障害，形態異常），② disability（能力障害），③ handicap（社会的不利）としている．これについて説明しよう．

impairmentというのは，障害を生物学的レベルでとらえたものをいう．交通事故で右下腿切断をした人も，骨腫瘍で同じ切断をうけた人も，義足を使って歩けようが歩けまいが，生物学的には同じimpairmentである．

disabilityというのは，impairmentのために生じる能力障害，つまり歩行や食事，排泄，入浴といった日常生活動作ができなくなることをいう．impairmentが同じであっても，disabilityは必ずしも同程度ではない．実際の例を挙げて説明しよう．

切断術後（impairmentレベル）

Aさん 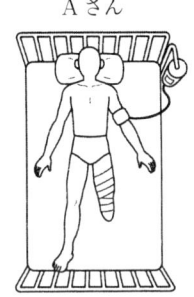 Bさん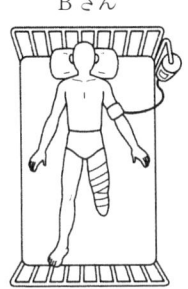

6カ月後（disability レベル）

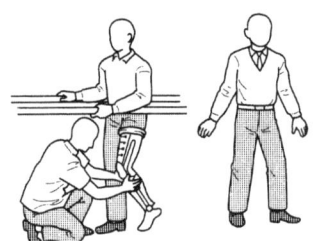 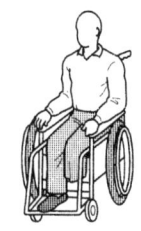

図2　impairment と disability（左下腿切断の場合）

　ここにA，B同じくらいの年齢の2人がいる．Aは交通事故で，Bは労働災害で左下腿切断をうけた．Aは創が治った後，リハビリテーション医療のチームの指導で，障害を受容し，義足を製作してもらい訓練をうけ，歩行できるようになり，6カ月後には自立した生活ができるようになった．近く元の職場に復帰する予定である．一方Bは創が治った後も世をはかなみ，障害の受容もできず，1年近く入院していたのに，リハビリテーション医療の効果もえられず自宅に帰り家族の介護をうけた．多額の労災障害年金が受給できるので経済的には困らないにしても，松葉づえで歩いたり，車椅子に乗ったりして生活している．この2人を比べてみるとimpairmentが同じでも，ある期間の後disabilityに著しい差がでてくることが理解できよう（図2）．

　別の例として60歳のC，D2人の話をしよう．2人とも脳出血で左の

左片麻痺になったとき（impairment レベル）
Cさん

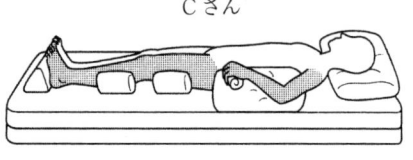

Dさん

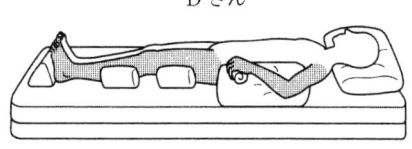

8カ月後（disability レベル）
Cさん　　　　　　　Dさん

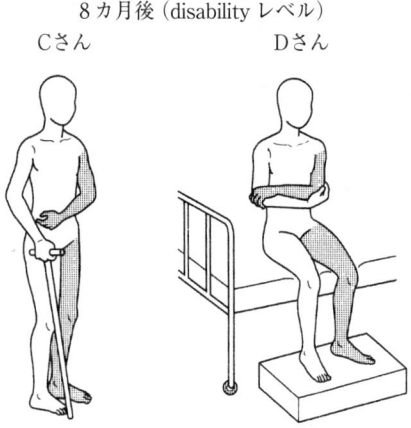

図3　impairment と disability（左片麻痺の場合）

片麻痺になり，左の手は全く使えない．2人とも impairment レベルではほぼ同じ程度である．Cは発病後早期より装具や1本つえを使っての歩行訓練やいろいろな日常生活動作の訓練をうけ，また家族共々リハビリテーション医療のチームに指導をうけて，家屋を改造した．そして発病後8カ月で自宅に帰り，自立して日常生活を送るようになった．本人も家族もよく障害を理解しうけ入れたのはもちろんである．一方Dは

表1 ICFの概観

	第1部：生活機能と障害		第2部：背景因	
構成要素	心身機能・身体構造	活動・参加	環境因子	個人因子
領域	心身機能・身体構造	生活・人生領域（課題，行為）	生活機能と障害への外的影響	生活機能と障害への内的影響
構成概念	心身機能の変化（生理的）身体構造の変化（解剖学的）	能力　標準的環境における課題の遂行　実行状況　現在の環境における課題の遂行	物的環境や社会的環境，人々の社会的な態度による環境の特徴がもつ促進的あるいは阻害的な影響力	個人的な特徴の影響力
肯定的側面	機能的・構造的統合性	活動参加	促進因子	非該当
	生活機能			
否定的側面	機能障害（構造障害を含む）	活動制限　参加制約	阻害因子	非該当
	障害			

本人も家族も障害の受容ができず，漫然と入院し，リハビリテーション医療のチームの説明も訓練もうけ入れず，「私はもう結構な歳で，人生の表も裏も経験し，いつ死んでもいいつもりだから，そう難しいことをいわずに楽にすごさせてくれないか」といい，同じように8カ月入院していたとしよう．このimpairmentレベルが同じ2人を8カ月後に比べると，disabilityレベルでは前の例と同じように著しい差がみられる（図3）．

　1980年に作られたICIDHは2001年ICF（国際生活機能分類：国際障害分類）に改訂された（表1）．生活機能とは心身機能・構造，活動，

参加のすべてを含む包括用語であり，障害は機能障害(構造障害を含む)，活動制限，参加制約などのすべてを含む包括用語として用いられている．また背景因子のリストも含んでいる．

健康状態に関連する生活機能と障害の分類であるICFと，病因論的枠組みのICD-10（国際疾病分類第10版）とは相互補完的であるとしている．つまり1980年の「疾病の結果（帰結）」の分類（ICIDH）から「健康の構成要素」の分類（ICF）へと移行したのである．

リハビリテーション医療の現場では1980年のICIDHの方が疾病の帰結の分類であるため，即物的で理解しやすいように思える．しかし新しいICFもよく理解しておく必要がある．

4　いろいろな社会復帰 (図4)

人間はそれぞれ生活の場をもっている．そのことは健常な人も身体障害をもった人も変わりはない．いまそれを，具体的に考えてみよう．

① 身体障害をもった人でリハビリテーション医療をうけた後，職場にもどる場合は，ふつうの住宅や身体障害者住宅に住んでいる．職場にもどるのに職業リハビリテーションをうけたり，同じ事業所でも職場転換する場合もある．就労の形態は一般雇用であったり，在宅で独立して職業に従事することもある．この場合，日常生活動作は自立している．

② 一般の職場に就労できないが，たとえば授産施設のようなところで，経済性をあまり考えずに作業に従事するような場合がある．作業することが，生き甲斐につながっており，福祉就労といわれる．この場合も，日常生活動作は自立している．これも一つの生活の場である．

③ 生産活動に従事しないが，日常生活動作は自立し家庭で生活したり，社会的な事情で施設に入っている場合がある．

④ 日常生活動作のある部分は自立しているが，一部分は自立していなくて介助が必要な場合，長期間（5年位）訓練する施設がある．これも

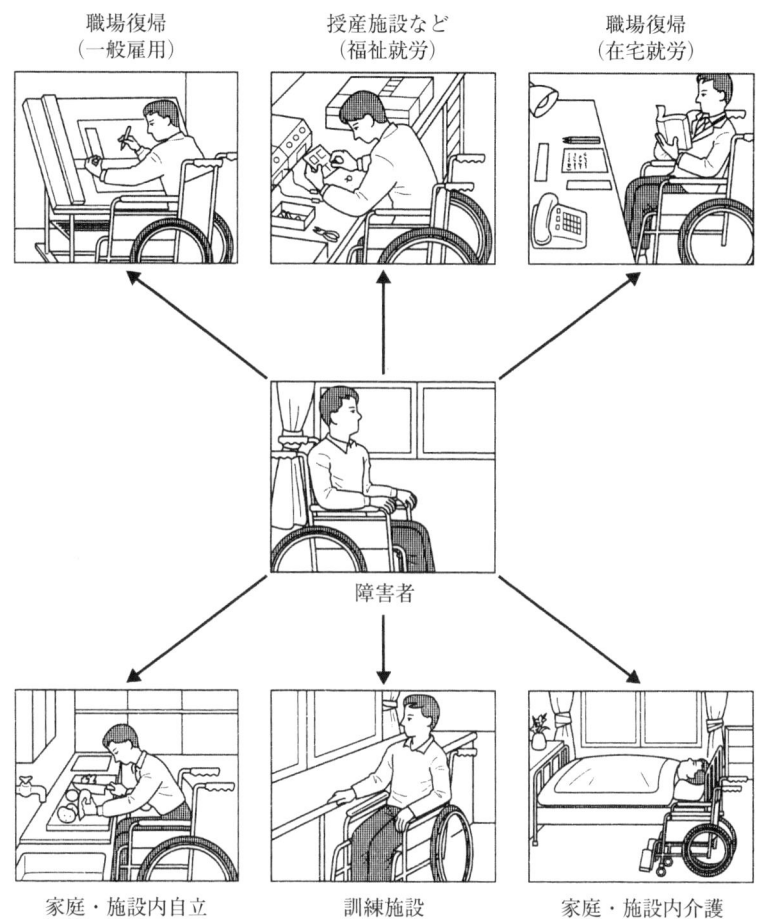

図4　いろいろな社会復帰（障害者の生活の場）

一つの生活の場である．
⑤身体障害が重度で，日常生活のすべてか大部分に介助が必要な人は，家庭内で家族の介護をうけるか，施設で介護をうけるか，どちらかになる．

　ここで述べた施設については，「いろいろな社会資源」（68頁），「職業復帰」（81頁），「福祉就労の施設」（94頁）の章で詳しく述べる．

5　リハビリテーション医療

　WHOによる医学の四つの相は，①健康の増進（progression of health），②疾病の予防（to prevent diseases），③疾病の治療（to treat diseases），④リハビリテーションとされている．疾病が障害をもって帰結したとき，残った障害に対して行うのがリハビリテーションである．WHOのICF（国際生活機能分類：国際障害分類）のところで説明したように，リハビリテーションは医療のみならず社会的命題も包含している．

　リハビリテーション医療はICIDHでいう主にimpairment（機能障害，形態異常）とdisability（能力障害）に関連し，handicap（社会的不利）についてはその一部分が関連するものである．現在よくいわれている「完全参加と平等」は，主にhandicap（社会的不利）レベルでのことだと理解してよい．

　生物学的レベルでの障害であるimpairmentの改善に関与する因子としては，次の三つが考えられよう．すなわち，①個体の自然治癒力，②四肢の関節拘縮など廃用症候群の予防，③麻痺した四肢に腱移行術，関節固定術などの手術をすることである．これについて具体的に述べる．ポリオ，片麻痺，対麻痺を考えてみると，急性期にみられる麻痺は実用性がえられるかどうかは別として，一定期間に多かれ少なかれ次第に改善する．これが自然治癒力による改善である．積極的な運動訓練やADL（日常生活動作）訓練などを行うという，本格的・系統的なリハビリテーション医療が開始できるまでに，マイナスとなる廃用症候群を予防するのも，impairmentの治療になろう．手術によってimpairmentが変化するのはいうまでもない．

　一方，障害と疾病が共存している場合，疾病の進行とともにimpairmentが増悪することもある．また加齢とともにimpairmentは多かれ少なかれ増悪する．

リハビリテーション医療で最も中心を占めるのは，disabilityに対するものである．すなわち障害者に残存している身体機能を最大限に発揮できるようにすること，たとえば利き手である右手の機能が切断や麻痺で失われたとき利き手交換をするとか，対麻痺で歩行ができなくなったとき車椅子動作や褥瘡予防を習熟するといったことである．そして必要に応じhandicapの一部に対応するものとして，職場復帰や家屋改造などのオリエンテーションを行ったり，リハビリテーション医療後の生活を指導することがある．

　もちろんimpairmentレベルで障害は永続するものであるし，その後変化も起こりうる．だから，十分計画されたリハビリテーション医療が終わり，社会復帰した後もフォロー・アップが重要なのである．そのほか獲得した能力を維持するための訓練や，1ないし2年に一度のオーバーホールのためのリハビリテーション医療も必要であろう．

　いずれにしても，リハビリテーション医療でドラマティックな結果は期待できない．残っている身体障害に，いかに科学的に，しかも人間的に対処するかが重要である．

II リハビリテーション医療の対象になる障害

1　麻痺

a. 麻痺とは

　手足の運動をうけもっている筋肉が麻痺すると，手足の運動が障害される．これが運動麻痺である．運動麻痺は筋肉を支配している運動神経の疾病や外傷，筋肉自体の疾病で起こる．

　運動神経には上位運動ニューロンと下位運動ニューロンがあり，上位運動ニューロンは大脳皮質運動野（運動中枢）にある細胞に始まる．そしてその細胞の神経突起は下降し，その一部は脳幹にある脳神経の核（頭蓋骨の中）とシナプスを形成する．そのほかは脊髄（脊柱の中）を神経伝導路として下降し，脊髄前角細胞とシナプスを形成する．脳幹の脳神経の核からは顔面神経などの運動をうけもつ脳神経，脊髄前角細胞から脊髄神経が始まり筋肉に至っている．脳神経，脊髄神経を末梢神経といい，これが下位運動ニューロンである．末梢神経に対し，脳髄と脊髄を中枢神経という（図5）．

　大脳の運動中枢は四肢・体幹の随意運動をうけもち，ほかの脳の部分

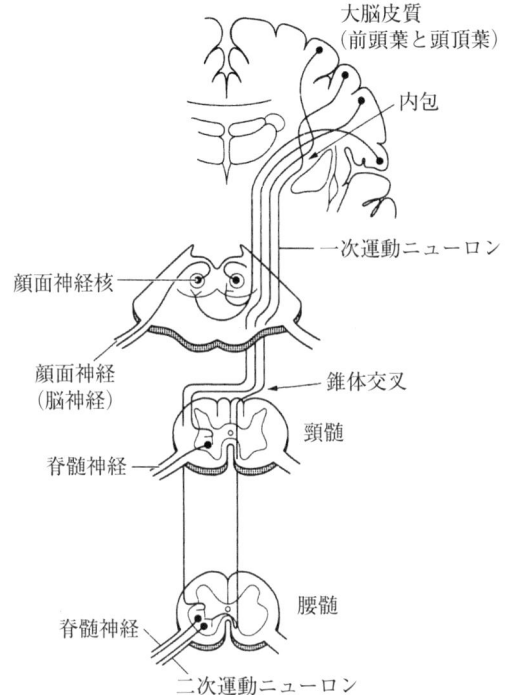

図5 大脳，脊髄と一次運動ニューロン，二次運動ニューロン

(小脳，基底核など）とも複雑な連絡があり，運動の協調性が滑らかに保たれるようになっている．だから中枢性運動障害では，筋力や筋肉の持久力が低下し，運動の協調性が障害され，運動失調や不随意運動など，ときには知覚障害が起こってくる．

中枢性運動障害では四肢・体幹の筋肉は多かれ少なかれ，硬くこわばり，動きがぎこちなくなる．このような麻痺を痙性麻痺という．中枢性運動障害ではそのほか運動失調（酩酊した人のようによろよろする），振戦（手や指がふるえる），不随意運動（目的のない運動），固縮（極端な筋肉のこわばり）などもみられる．

下位運動ニューロン（脊髄前角細胞，その神経突起）が障害されると，

その支配域の手や足はだらりとした麻痺になる．これを弛緩性麻痺という．筋疾患のときの麻痺も弛緩性麻痺である．弛緩性麻痺の場合，筋力は徒手筋力テスト（manual muscle test, MMT と略す）で評価される．

中枢性運動障害であれ下位運動ニューロンの障害であれ，麻痺した手足の動きはできなくなるか，ぎこちなくなる．現実には手指で作業が全くできないか，巧緻性が低下するし，起立や歩行ができなくなったり困難になる．つまり日常生活動作の機能は低下する．

脊髄，末梢神経には運動神経，知覚神経，自律神経が含まれるので，ここが障害されると，皮膚の知覚や自律神経に支配されている機能（血管の収縮，拡張など）が障害される．具体的には火傷するほど熱いものに触れても認識できないし，褥瘡もできやすくなる．したがって，運動麻痺のみより障害はさらに重くなる．その上，排尿，排便も自分の意思でコントロールできなくなることもある．これを膀胱直腸障害といっている．

また食べ物を口から食道へ送る筋肉が麻痺すると，嚥下障害が起こり，食物の摂取が障害される．

b. 麻痺の種類

表2は麻痺に使われる用語，その原因，麻痺の形態，形式を示したものである．あるものは麻痺の部位を，あるものは麻痺の質を指しているが，すべて現在用いられているものである．麻痺の原因疾患として，稀なものは示さず，よくみられる代表的なものを示した．つまり，このような麻痺がリハビリテーション医療の対象になる．

2　高次脳機能障害

高次脳機能とは人の人たる所以の精神活動，すなわち知能，見当識（自分が今，時間的・空間的にどんな状態にいるかという意識），記憶，情緒，人格などの根元をつかさどる機能をいう．交通事故などで頭部外

2 高次脳機能障害

表2 麻痺の種類

麻痺	麻痺の部位	原因（疾病）	麻痺の形式
単麻痺 (monoplegia)	一肢	ポリオ 末梢神経麻痺	弛緩性，運動 弛緩性，運動，知覚
片麻痺 (hemiplegia)	一側上下肢	脳血管障害 頭部外傷 脳性麻痺，脳腫瘍	痙性，運動 痙性，運動 痙性，運動
四肢麻痺 (quadriplegia)	両側上下肢	頸髄損傷 頸椎症性脊髄症 頭部外傷，脳性麻痺	痙性，運動，知覚 痙性，運動，知覚 痙性・固縮，運動
対麻痺 (paraplegia)	両下肢	脊髄損傷（胸髄） 脊髄損傷（腰髄） 脊椎管狭窄症	痙性，運動，知覚 弛緩性，運動，知覚 痙性，弛緩性，運動，知覚
両麻痺 (diplegia)	両下肢	脳性麻痺	痙性，運動
失調性麻痺 (ataxia)	体幹，四肢	小脳病変 脊髄小脳変性症	失調，運動 失調，運動
不随意性麻痺	四肢	脳性麻痺 パーキンソン病	不随意，運動 固縮・振戦，運動
筋原性麻痺	体幹，四肢	筋ジストロフィー	弛緩性，運動

　傷をうけ，大脳が障害されたとき，運動麻痺は全く残らず身体機能は正常であるが，後遺障害として失見当識や記憶障害が残ることがある．これらの人たちは日常生活動作に全く問題はないが，その後の社会生活に多くの問題を生じる．このような障害は，心理学，精神医学の範疇のリハビリテーションの対象であり，リハビリテーション医療はあまり役立たず，全く別のリハビリテーション・システムが考えられねばならない．

　リハビリテーション医療の対象の高次脳機能障害は，失語，失認，失行である．これらの高次脳機能障害は，前項で述べた中枢性運動麻痺（脳髄の病変に起因するもの）に随伴してみられる．また失語，失認，失行は純粋な形ではみられず，多かれ少なかれほかの高次脳機能障害を

伴っているのはいうまでもない．いずれにしてもその対応には難渋する．
　失語とは，正常の言語機能を獲得した後，大脳半球の一局所（言語中枢）に器質的変化を生じその結果，言語表象（音声言語と文字言語）の表出や理解が障害された状態をいう．端的にいうと，言語がしゃべれなかったり（運動失語），言語を聞いても理解できなかったり（感覚失語）する．両者とも障害される全失語もある．中枢性運動麻痺のため発音する器官（口唇，舌，軟口蓋など）の運動を支配する神経が障害され，はっきりした言葉がでないものを構音障害という．構音障害では言語理解は正常である．利き手が右手の人の言語中枢は左大脳半球にあることが多い．だから右利きの人が脳血管障害のため右片麻痺になったとき，失語症がよく起こる．
　失認とは，感覚器（眼，耳，皮膚）に障害がなく，しかも意識や知能の障害もないのに，対象が認知できないものをいう．左片麻痺によくみられる視空間失認では，障害者からみて左側にあるものが認識されない．そのほか聴覚失認，触覚失認などがある．
　失行とは，運動障害がないのに，目的にかなった動作が実行できない状態をいう．つまり運動麻痺，失調，不随意運動などの要素的障害がなく，これから行おうとしている運動や行為を理解していながら，その行為ができない状態である．観念失行，観念運動失行，構成失行，着衣失行がある．字や絵を書くこと，マッチ棒で簡単な図形を作ること，積み木を組み立てることができないといったように，視覚的イメージと運動のプランが結びつかないものは構成失行である．

3　関節の障害

　まず最初に膝関節を例にして関節の構造を説明しよう．膝関節は中枢側の大腿骨と末梢側の脛骨を連結しており，前面に膝蓋骨がある．関節は関節包という弾力性のある袋で包まれており，この空間を関節腔という．関節包の一番内側には滑膜という膜があり，関節腔には潤滑油の働

きをする少量の滑液がある．大腿骨下端，脛骨上端，膝蓋骨の関節面は滑らかな関節軟骨で覆われており，脛骨関節面の上にはクッションの役目をする内側半月，外側半月がある．また関節をしっかり連結している靭帯（側副靭帯，十字靭帯）がある（図6）．手足の関節は大体同じような構造をもっている．

関節はそれぞれ固有の運動範囲をもっており，これを関節可動域（range of motion，ふつう ROM と略す）という．膝関節の固有の運動は屈曲と伸展の二つである．股関節の運動は屈曲，伸展，内転，外転，内旋，外旋の六つである．

関節の運動は筋肉の働きで行われ，筋肉の運動は神経でコントロールされている．関節を屈曲させる筋肉を屈筋，伸展させる筋肉を伸筋という．股関節では屈筋，伸筋のほかに内転筋，外転筋，内旋筋，外旋筋があることになる．運動学，関節の機能解剖学（kinesiology）は関節の機能を主に研究するもので，リハビリテーション医療にはとくに重要である．

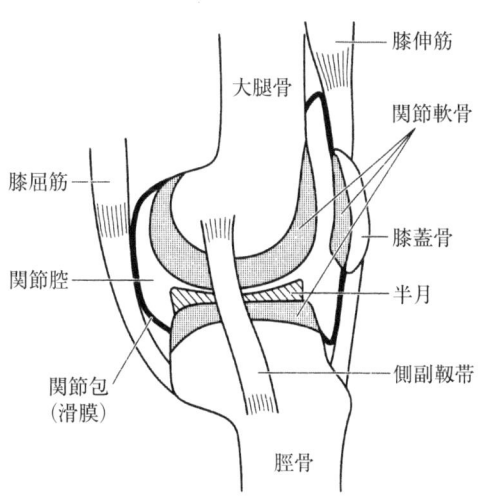

図6　膝関節の模式図

関節可動域には自動可動域と他動可動域があり，疾患や外傷によって関節や関節を構成する組織（関節軟骨，滑膜，関節包，筋肉など）が病的変化を起こすと，その結果，関節可動域が障害される．また麻痺のため，関節を動かす筋肉のアンバランスが長く続く場合も関節可動域は低下する．したがって運動麻痺のある場合，多かれ少なかれ関節可動域は低下する．

　関節可動域が低下した状態を拘縮といい，拘縮のうち関節面が骨性に癒着した状態を強直といっている．関節近くの骨折では，一つの関節が拘縮になり，関節リウマチや皮膚筋炎のときは，いくつかの関節が拘縮になる．上肢の関節，とくに手指の関節の拘縮ではいろいろな日常生活動作が障害されるし，下肢の関節の拘縮では起立や歩行が障害される．

4　四肢の切断

　上肢の切断は切断のレベルにより，フォークォーター切断，肩関節離断，上腕切断，肘関節離断，前腕切断，手関節離断，手部切断，指切断に分けられる．同じように下肢の切断はハインドクォーター切断，股関節離断，大腿切断，膝関節離断，下腿切断，サイム切断，ショパール切断，リスフラン切断，中足骨切断，足指切断に分けられる．フォークォーター切断とは肩甲骨を含み一側上肢を失ったもの，ハインドクォーター切断とは一側の骨盤を含み下肢を失ったものをいう．

　切断の原因は四肢の外傷，悪性腫瘍，炎症，血行障害などであるが，今日では高齢者の血行障害による切断が多い．四肢を切断された障害者を切断者といい，切断されて残った四肢を断端，断端のさきを断端末という．

　切断のリハビリテーション医療は，切断部位に応じた義肢，上肢切断では義手，下肢切断では義足を製作し装着訓練することである．図7に切断と義肢を示しておく．

　一口に切断者といっても，上肢切断者と下肢切断者では障害の質がず

4 四肢の切断

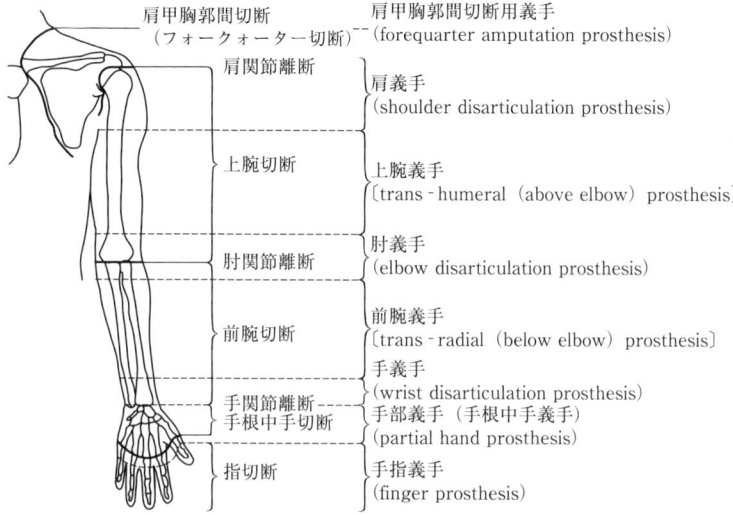

A. 上肢切断と義手

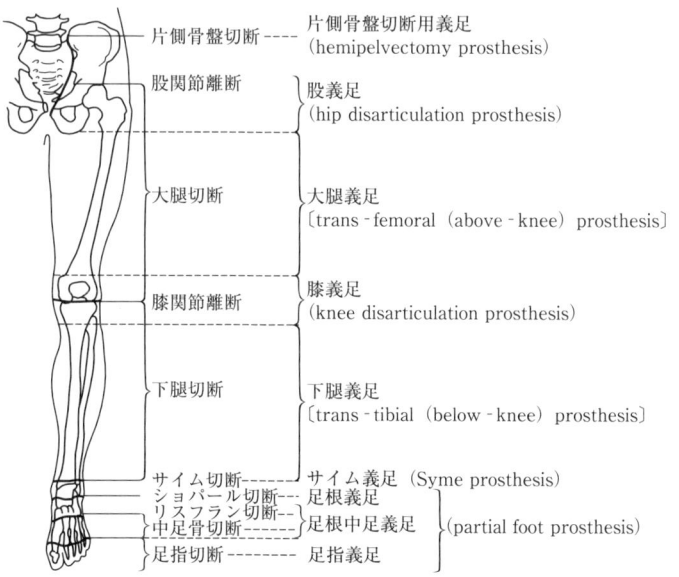

B. 下肢切断と義足

図7 切断と義肢

いぶん違っている．下肢は体重を支え，起立，歩行を主にうけもっており，下肢切断者が義足歩行に習熟すれば，下肢の機能の70％くらいは代償できる．

　上肢，とくに手の機能は複雑である．人間の手の働きを考えてみよう．まず，顔を洗ったり，食事をしたり，着替えをしたりという日常生活動作がある．次に種々の職業によって，自動車を運転する，ピアノを奏でる，家を建てる，手術をする，コンピュータのキーボードを打つといったことをする．手のないミケランジェロはダビデの像を彫刻できなかっただろうし，手のないダ・ビンチはモナリザの微笑を私達にみせてくれなかったに違いない．このように人間の手は，日常生活動作，仕事のほかに，永遠に残る芸術も創造してくれる．また人間の手は，一つの感覚器としての働きももっている．視覚障害の人は指先で点字を読むし，聴覚障害の人は手話で他人と意思の疎通を図ることができる．暗闇でも，ポケットに入っている十円硬貨と百円硬貨を指先の感覚で区別できる．

　哲学者のカントはいみじくも，「手は人間―理性をもった動物―が，すべてのものを取り扱えるようにしている．手は人間の表に現れた脳髄である」といっているし，カントだけでなく多くの先哲が人間の手の意義について述べている．手は人類の文化的遺産としての芸術を創造し，文明としての科学を作ってくれた．そしてこのことは人類とともに続くであろう．手は人間の尊厳の象徴ともいえる．

　こう考えると，上肢切断者が用いる義手は人間の手のごく一部しか代償できない．リハビリテーション医療のスタッフが手の障害について考えるとき，人の手の意義を十分承知し，義手の限界を十分承知した上で，その有用性を理解しておくことが大切であろう．

5　難病による障害

　原因が不明で，治療方法が確立していない疾病は多くある．国はその中の45疾患を特定疾患（いわゆる難病）とし，医療費を公費負担して

いる．これらの疾患の中には，進行とともに身体障害を生じる場合が多い〔図1（4頁）参照〕．これらの障害は，疾病の治療とは別にリハビリテーション医療の対象になる．どれも稀な疾患であるが，15疾患についてどんな障害が起こるかを表示する（表3）．このような障害者に接するとき，リハビリテーション医療のスタッフは，それまで原疾患のコントロールをうけていた医師と緊密な連携をとらねばならない．これ以外の難病も身体障害を起こす場合がある．

表3　難病と起こりうる障害

疾病	障害	備考
ベーチェット病	関節障害，痙性麻痺	知覚障害（＋）
多発性硬化症	痙性麻痺	
重症筋無力症	筋力低下	
スモン	痙性麻痺	知覚障害（＋）
筋萎縮性側索硬化症	痙性・弛緩性麻痺	
皮膚筋炎，多発性筋炎	筋力低下	
脊髄小脳変性症	運動失調	
パーキンソン病	固縮・振戦性麻痺	
原発性アミロイドーシス	筋力低下	知覚障害（＋）
後縦靱帯骨化症	痙性麻痺	知覚障害（＋）
ハンチントン舞踏病	不随意運動	痴呆（＋）
ウィリス動脈輪閉塞症（モヤモヤ病）	痙性麻痺	
シャイ−ドレーガー症候群	不随意運動・運動失調	
広汎脊椎管狭窄症	痙性麻痺	知覚障害（＋）
特発性大腿骨頭壊死	股関節の障害	

6 小児の障害

　小児の障害も前項と同じように，麻痺，関節障害，切断が主なもので，先天性のものが多い．先天性の障害者は，100％の身体機能をもった体験がない〔図1（4頁）参照〕．

　脳性麻痺は「受胎から新生児までの間に生じる脳の非進行性病変である」と定義されている．そしてその病変の結果，手足に運動麻痺が生じるのである．麻痺の形態によって，痙直型，アテトーゼ型，強剛型，失調型，混合型に分類される．また麻痺の部位によって，単麻痺，片麻痺，対麻痺，両麻痺，三肢麻痺，四肢麻痺などに分けられる．また，30～50％には知能に障害があり，30％はけいれん発作をもっているといわれている．

　ポリオ（脊髄性小児麻痺）はウイルスが原因の伝染病である．ワクチンで予防できる以前はずいぶん多発したが，現在あまりみられない．帰結として四肢の弛緩性麻痺を残す．二分脊椎（spina bifida）も先天性で，脊髄損傷と同じように，下肢の弛緩性麻痺と知覚麻痺，膀胱直腸障害がある．脳水腫を合併しているものもある．

　先天性多発性関節拘縮症（arthrogryposis multiplex congenita）は，四肢の関節の先天性変形と可動制限のあるものである．

　骨形成不全症（osteogenesis imperfecta）は四肢の長管骨（大腿骨，上腕骨など）が，わずかの外力で折れやすい先天性疾患である．度重なる骨折のために，四肢が著しく変形してくる．そのほか骨系統疾患といわれる先天性骨疾患ではそれぞれに特有な障害がみられる．

　1959年から1962年にかけてサリドマイドのための四肢奇形がドイツ，スイス，北欧，日本などで数多く発生し，一大社会問題になった．それを契機としてその後も数少ない先天性四肢欠損に対するリハビリテーション医療が行われている．

　また，近年運動障害を伴ったいろいろな発達障害（知的障害をもって

いる）もリハビリテーション医療の対象になっている．

そのほかいろいろな染色体異常にも身体障害がみられるが，ここでは小児に比較的よくみられる障害を紹介するにとどめた．

障害をもった小児はふつう肢体不自由児といわれている．肢体不自由児とはいえ，教育権（基本的人権の一つ）にもとづく義務教育をうけなければならない．そのため，小児の障害者はリハビリテーション医療と教育とを並行して行う必要がある．この目的の施設は，わが国では肢体不自由児療育施設といわれている．

7　呼吸障害・心臓障害など

a. 呼吸障害

肺機能の障害のためガス交換が十分行えず労作時の呼吸困難が起こり，日常生活が障害される．呼吸障害は慢性閉塞性肺疾患（chronic obstructive pulmonary diseases, COPDと略す）と拘束性換気障害とに分けられる．肺機能検査で，閉塞性のものは1秒率（1秒量／努力性肺活量）が70％未満のものをいい，拘束性のものはパーセント肺活量（実測値／予測肺活量）が80％未満のものをいう．

b. 心臓障害

心疾患，とくに心筋梗塞のときは合併症がなくても長期臥床になりがちである．長期臥床に伴い，心肺機能は低下し，また四肢の筋肉の機能は低下する．その結果，起立性低血圧や静脈系のうっ血が起こり，血栓や塞栓が起こることがある．

心臓の機能は「all or none」であり，リハビリテーション医療の途中に重篤な結果が起こることがある．だから，心臓障害のある患者に対処するときは偶発的な出来事に十分対応できる人的ならびに物的な用意が肝要である．

c. その他

そのほかリハビリテーション医療の技術は，癌の末期，慢性疾患（糖尿病，高血圧症，高脂血症など）による体力の低下を防いだり，向上することにも役立つ．また一定年齢以上の健常な人のフィットネス（体力の維持，増進）にも利用できる．つまり，いかに生活の質（QOL）を向上するかに役立てることができる．

III リハビリテーション医療で治療する日常生活の障害

1 日常生活動作

　私たちが朝起きて仕事や学校に出かけるまでのことを考えてみよう．布団かベッドの中で目覚めると，まず顔を洗い，歯磨きをする．そしてパジャマや寝間着を脱ぎ，着替えるだろう．次にトイレにゆき排泄をすませる．そして男性は男性なりに，女性は女性なりに身づくろいやメーキャップをする．その次に朝食を食べ，家を出ることになろう．人によって順序が多少違うかもしれないし，布団を畳んで収納するとか，朝食を作るとかをする人もある．健康な人ならこういった動作は，自分で歩くことで場所を移動し，すべて行っている．夕方仕事や学校から帰ると，眠るまでに同じような動作をするほか，入浴し体や髪を洗う．障害のない人はこうした動作を自立して，毎日繰り返している．これが日常生活動作（活動）（Activities of Daily Living, ADL と略す）である．

　しかし障害者ではその障害の程度によって，ADL に能力の差異がみられる．ふつう ADL の能力は，完全自立，部分自立（ある ADL はできるが，ある ADL はできないで介助が必要），全介助に分けて考える

とよい．ADL 完全自立ではそれを維持すること，部分自立では完全自立に近づけること，全介助では部分自立にすること，全介助の場合は介助のために人的・物的環境を整えることが，リハビリテーション医療の目的ともいえる．

　障害者に対し実際に ADL 訓練をする場合，それと並行して，関節可動域訓練，関節拘縮があればその除去，筋力増強訓練，手指の巧緻性の訓練などが行われる．

　次に ADL の障害を項目ごとに説明し，またそれにどんな訓練をするかを述べよう．

2　起座，移動の障害

　重力に抗して脊柱を直立させるのは，人間にとってごく生理的なことである．もし，ベッドや車椅子の上での起座位の保持，床上での立位保持，歩行が全くできなければ，人はいわゆる「寝たきり」の状態になる．したがって起座，移動の障害を克服することは重要である．

　完全麻痺の頸髄損傷や胸髄レベルの脊髄損傷，重度の片麻痺などでは，背もたれがないとベッドの上で座れないほど，座位バランスの悪いことがある．また背もたれがあっても，椅子に座ることができない場合もある．椅子に座れても，そこから立ち上がれない場合，立ち上がれても，起立位を保てないで倒れてしまうこともある．こうしたことが起座の障害であり，訓練の対象になる．具体的な方法としては，筋力増強訓練，バランス感覚の習得，下肢装具やつえ（杖），平行棒などの器具の応用などが挙げられよう．

　障害がない人が場所を移動するとき，歩くのがふつうである．障害者では確実に起立位が保持できるが歩けないとき，歩行の訓練をする．平行棒，一本つえ，つえ先が一点でなく安定のよい多点つえ，松葉つえ，ロフストランドクラッチなどのつえや，短下肢装具，長下肢装具などの装具，歩行器がよく用いられる．松葉つえ歩行にも四点歩行，三点歩行

などいろいろなやり方があり，障害者は一つ一つ習熟しなければならない（図8）．

下肢切断者では義足を処方・製作してもらい，義足歩行を習得する（図9）．

脊髄損傷や重度の片麻痺で起立歩行ができない場合，移動動作は車椅

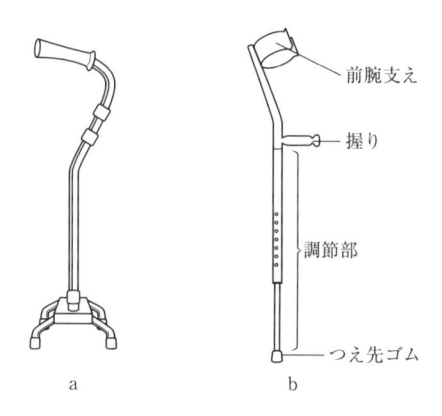

図8　つえ
　　a：多点つえ
　　b：ロフストランドクラッチ

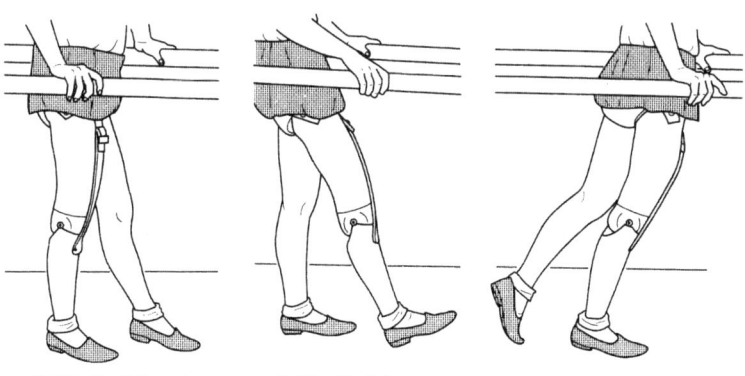

a. 義足に体重をかけて
　一歩後退する
b. 健側に体重をかけて
　義足を一歩踏み出す
c. 義足で踏み立てをする

図9　平行棒内での義足歩行

子になる．このとき，ベッドから車椅子，車椅子からベッドへの移乗ができなければその訓練を，ついで車椅子自走の訓練をする．

　車椅子自走ができないが電動車椅子が制御できる場合，電動車椅子を使用する．制御も手で行うばかりでなく，足指，頭，顎の運動などで行う場合もある．

　車椅子や電動車椅子に自分で乗れない障害者にはリフターが使われることがある．リフターというのは重度の障害者をつり上げて移動させるもので，天井走行式リフターは家屋改造のとき用いられる（図10）．

　起座，移動の訓練は主に理学療法士（PT）が担当するが，ベッド-車椅子間移動の応用動作，電動車椅子の制御の一部，リフターの利用には主に作業療法士（OT）が関与する．

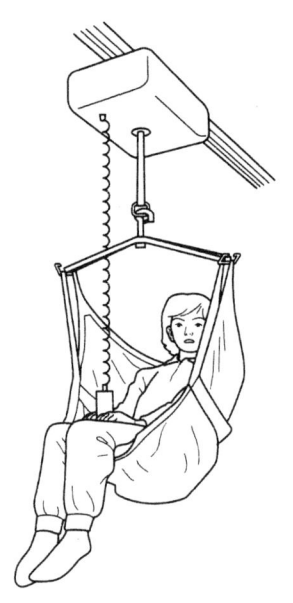

図10　天井走行式リフター

3　セルフケアの障害

a. 食事

障害がない人は食事の前に手を洗い，配膳，摂食（食事を自分で食べること），下膳をする．障害者は手洗い，配膳，下膳ができる場合は少ない．摂食が自立しているかどうかは障害者の生活にとって重大なことなので，摂食が障害されているときにはその訓練をする．利き手の障害があると利き手交換の訓練をしたり，使いやすいような自助具を考える．自助具とはナイフやフォークなどを障害者が使いやすいように改造したものをいう（図11）．もちろんできるものには，手洗い，配膳，下膳の訓練もする．

b. 整容

歯磨き，整髪，爪切り，ひげ剃り（男性），メーキャップ（女性）をいう．これらについても電動歯磨き，電気かみそりを用いたり，自助具を考えて自立できるように訓練する（図12）．

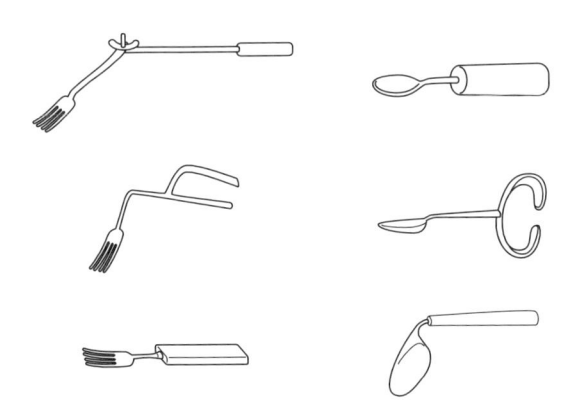

図11　スプーン，フォークの自助具

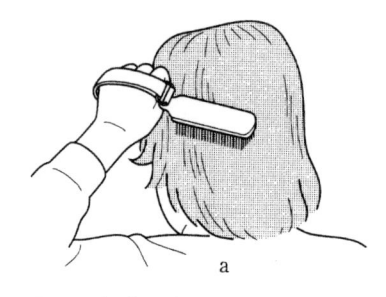

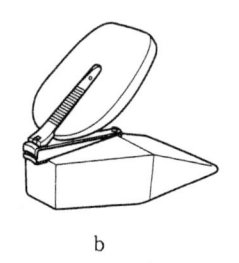

図12　整容の自助具
　　a：ヘアブラシ
　　b：台付き爪切り

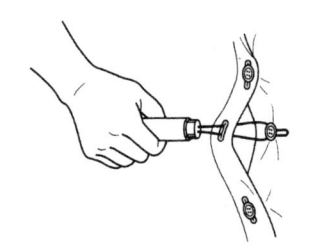

図13　更衣の自助具，ボタンエイド

c. 更衣

　シャツ，パンツ，ズボン，手袋，靴下などの衣類を着替えることである．あるものの着替えができても，そのほかのものは着替えができない場合がある．自助具を考えたり，障害者が取り扱いやすいように，ボタンがけをファスナーにするなどの工夫が必要である（図13）．

d. 入浴

　自分で浴槽に入ることができても洗身（とくに背中を洗うこと），洗髪ができないことがある．やはり自助具を考える．またふつうの浴室，浴槽の構造では障害者が自立して入浴できないことも多い．このようなときには，手すりを取り付けたり，家屋改造を考える（図14）．また入浴が全介助の障害者のために，いろいろな介助浴槽が考案されている．

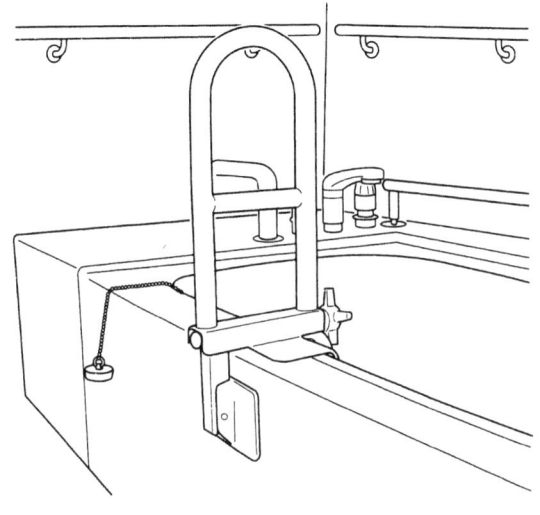

図14　浴槽にとりつけた手すり

4　排泄の障害

　歩行可能な障害者はトイレまで移動でき便座に座れるが，パンツを下げるなどの動作ができないこともあろう．車椅子でトイレにゆく障害者では，車椅子から便座への移動が必要である．

　また，トイレまでの移動が困難だが，便座に座れるときにはポータブルトイレが用いられる場合もある．脊髄損傷などで膀胱直腸障害があり，排尿排便のコントロールができない場合，自己導尿といって自分でカテーテルを尿道に入れ排尿する．また排便ができない障害者では，摘便といって自分で肛門に指を入れ「便出し」をしたり，排便のために坐薬を挿入したりする．坐薬挿入には自助具が用いられる．これらの訓練は看護師が行う．

　自己導尿，自己摘便ができないときは第三者が導尿，摘便をする．失禁のときはおむつをはかせる．導尿が困難になると膀胱瘻といって，手術的に膀胱に瘻孔を作り，その孔にカテーテルを入れて排尿することも

ある．

　トイレ動作の訓練はOTがうけもつが，自己導尿，自己摘便は看護師がうけもつ．

5　コミュニケーションの障害

　他者との意思疎通が，円滑にゆかないことをコミュニケーション障害という．言語によるコミュニケーションが主である．コミュニケーション障害はすでに述べた高次脳機能障害（16頁）によって起こる．

　構音障害，失語症の治療は言語聴覚士（ST）がうけもつ．

　脳性麻痺などで言語理解に障害がないが会話ができない場合，トーキング・エイドやパソコンを利用して意思の疎通を図るコミュニケーション機器が用いられる．いずれもキーボードや特殊スイッチを操作するものである（図15）．

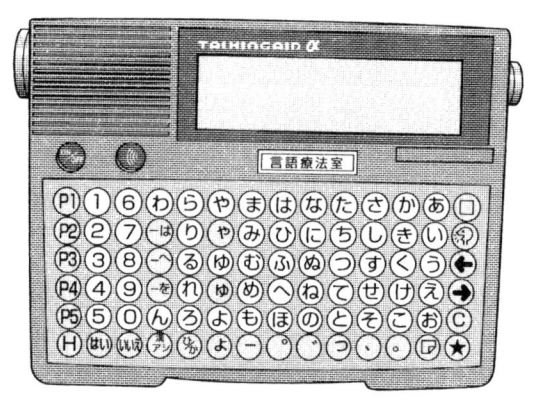

図15　コミュニケーションエイド

6　社会的認知の障害

　思いがけず障害者になって，後で述べる障害の受容（47頁）が十分できていない場合，リハビリテーション医療のチームの説明が理解できず，社会に共通した価値観さえもうけ入れられないことがある．具体的にいうと，リハビリテーション医療のスタッフはごく常識的な説明をしているのに，障害者やその家族に理解してもらえない状態である．これも広い意味での社会的認知の障害になろう．別の表現でいえば，リハビリテーション医療についての「インフォームドコンセント（説明と同意）」の理解がえられないということである．機能障害が不可逆であること，リハビリテーション医療は残存している能力を最大限に取り戻す医療であることをよく理解してもらわねばならない．

　この命題に関しては，リハビリテーション医療の各職種が見解を統一し障害者，家族に接することが重要である．

　高次脳機能障害がある場合，いろいろな訓練を妨げる記憶・学習の障害，失行，失認などがみられる．これらの治療にはOTやSTが関与する．

7　ハウスキーピングの障害

　主婦にかぎらず障害者が，リハビリテーション医療を終えて家庭復帰したとき，調理，掃除，洗濯などをする必要に迫られる．したがってリハビリテーション医療の過程でこれらも訓練する．また高次脳機能障害があるとき，スーパーマーケットなどで日用品の買い物をすることも訓練する．

　上記のようなADLは家庭内での身の回りの動作であり，ハウスキーピングは日常生活関連動作（activities pararell to daily living, APDLと略す）といわれる．APDLにあまり明確な決まりはないようであるが，

ふつう近隣への移動，調理，整理整頓，洗濯，階段の昇降，交通機関の乗り降り，言語をいうようである．

Ⅳ リハビリテーション医療に必要な心理学

1　人の心

　障害者とその家族（障害者／家族と略す）の障害の受容，リハビリテーション医療，社会復帰には，障害者を単に医療技術的に援助するばかりでなく，心理的にも同じくらい援助する必要がある．そして心理的援助のため，リハビリテーション医療のスタッフにとって，以下に述べるような心理学的な基本知識が不可欠である．

　今日の文明社会で人間は，心理的にも物質的にも複雑な生活を過ごしている．会社，官庁，病院などで働いている人は，職場の上役，同僚，部下やお得意，お客，住民，患者などと接し，訴えを聞いたり，駆け引きをしたりする．また，夕方仕事を終えて家庭に帰ると，家族の訴えや近所付き合いなど，たくさんの問題を処理せねばならない．これらのことはすべてストレスの元になるが，たいていの人はそれらをうまくこなして，日々を送っている．このようないろいろなことへの対応の仕方は，個人によって千差万別である．それは個人個人により心理的な特性が異なるからである．言い換えると人が行動するとき，行動の基本様式，調

節，様式の類型，変容，様式の存続などが個人によって違うということである．

　心理学は，人の行動を分析するサイエンスであり，障害者に接するリハビリテーション医療のスタッフにとってとくに大切であるので，ここで基礎的なことを述べる．

2　本能，知性，動機づけ

　蜘蛛は巣を張るし，白鳥はシベリアが暖かくなると渡っていく．このように先天的に備わっている行動様式を本能という．本能は先天的に一定した行動様式だから，環境がいつも同じなら対応できるが，環境が変わると役に立たない．人間は知的であるから，知性によって新しい環境に適応できる．本能や知性は行動の型となって現れる．

　知性の程度を知能といい，知能は数的なもの（計算），言語的なもの（表現の能力），空間的なもの（事物の相互関係）に分けられる．

　知能指数とは知能を量的に示したもので，一定のテストをし，その解答で評価する．知能指数はその人の知能のすべてを表すものではない．学校教育に耐える能力があるかどうかを判定するのに役立つ，というくらいに考えた方がよい．知能指数は世俗的な問題に対処する能力（social skill，俗に言う世渡りのすべ）を評価する基準にはならない．

　人間が行動するとき，心理的な準備があってから行動に移る．このようなとき，動機づけ（motivation）または欲求があるという．リハビリテーション医療の現場で障害者の協力がえられにくいとき，よく「動機づけがよくない」とスタッフが表現することがある．こういった判断は軽々にすべきでない．この章を最後まで読めばはっきりするであろう．

3　感情（情動，情緒）

　絵，花，異性を見たとき，私たちは美しいとか，醜いとかいった感

じをもつ．異性に接したとき愛情というプラスの態度が生まれることも，嫌悪というマイナスの態度が生まれることもある．このような態度のことを感情という．

　花を見たとき，誰でも美しいと思う．これは感情である．そして「折って持ち帰り，部屋に飾りたい」と思ったりする．これが願望である．実際に花を折るか，折らないかという行動は人によって違う．このように感情は人間の行動を起こしたり止めたりする．

　ある事件によって突然喜び，悲しみ，怒り，恐れ，驚き，恥ずかしさなどの感情が起こり，何かある行動にまで，かりたてられることがある．このような心の動きが情動（情緒は同義語）である．情動は自律神経の変調（動悸，顔面蒼白，赤面，胃の痛みなど）を起こす．

　社会生活を営む上では，怒るという情動で，拳を握ったり，歯をむき出すといった行動をすれば，あまり歓迎されない．しかしこれらの行動をこらえようとすると，抑うつが生まれる．ネガティブな情動である悲しみ，恐れ，嫌悪は不安やうつ状態の原因になることがあり，それらをリハビリテーション医療の現場ではいつも注意せねばならない．不安とは漠然としたものをいい，恐れとは対象がはっきりしたものをいう．

　実際には障害者のネガティブな情動のパターンを，よく観察しておくことが重要である．どんなパターンがあるかというと，泣きわめく，シクシク泣く，すぐ涙ぐむ，泣くのをじっとこらえる，うつむいて黙る，顔がこわばる，他人の前では表情を表さない，泣くのはいつも一人のとき，脅迫的な言動をする，自傷行為をするなどである．

4　パーソナリティー

　人間の考え方，感じ方，行動の仕方はそれぞれ個性をもっている．この個性の元をなすものをパーソナリティーという．性格は先天的な素質をいい，性格に家庭環境，学校教育，職場など，子供のときからのいろいろな条件が加わりパーソナリティーが作られる．

先天的な感情的性質は気質といわれ，昔からいろいろな学者が分類している．分裂質，躁うつ質，粘液質（てんかん質），ヒステリー質，神経質といった分類がよく用いられる．

いままで述べた知性，情動，パーソナリティーの三つが人間の精神活動を規制している主なものである．リハビリテーション医療のスタッフは，それぞれ障害者についてこの三つの要素を正しくとらえ，理解することが重要である．このことについて評論を加えるといった態度は，厳につつしまねばならない．

人の心の働きはさまざまで，リハビリテーション医療を進めるに当たり，マイナスに作用する場合もある．しかし，これらを道徳律でいう善悪の基準で判断してはならない．

5 意志，認知，学習，認知症

a. 意志

人間がある行為をするとき，その行為の結果がどうなるかを意識してから始める．このようにあらかじめ観念をもち，それに従って行為をすることを意志行為という．意志行為をするとき，本能的，習慣的，衝動的な動機づけにブレーキがかかり，いくつかの観念を比較して，どれか一つを選択する．これを意志決定という．意志決定の過程では心の中に葛藤がある．つまり意志決定とは，心の中の葛藤に終止符を打つことである．

将来のことをさまざまに空想するのは意志ではなく，たんなる願望にすぎない．願望だけ抱く夢想家は，意志をもたない人である．人が社会の中で生活していく上で，願望を抱く場面は多い．夢をもつことはなにも道徳的に悪いことではないが，願望と意志とを区別することは必要であろう．

b. 認知

認知とは人の高等な精神機能を指す言葉である．認知は情動や意志などの主観的過程と対立するもので，知性とほぼ同じと考えてよい．人は外界から入ってくる情報を収集し，それを処理し，どんな場合にも通用する（普遍妥当的）物事の相互関係，一貫性，真実性のある思考過程のプログラムを作り，蓄えていく．そしてこの思考過程のプログラムを用いて，いろいろな場面に対応していく．この思考過程のプログラムを作ることを認知と理解しておけばよい．認知には，知覚，認識，推論，判断，記憶などのいくつかの段階がある．

c. 学習

人はある行動の経験を重ねることにより，その行動を発展させ，また変容させる．これが学習である．習慣とは，後天的に身についた，比較的固定した行動方法のことをいう．

リハビリテーション医療では，PT，OT，看護師が障害者にADLを中心にいろいろなことを教える．その場合，条件づけの良し悪し，真似ることの上手，下手が問題になる場合が多い．条件づけや模倣も学習に含まれる．

条件づけとは，パブロフにより確立された条件反射の理論によるもので，無条件反射が起こるとき，同時にある刺激を加えることを繰り返すと，その刺激のみで反射が起こることをいう．この理論を応用して，障害者にあることを習慣づけることができる．しかし条件づけが完成しにくい人もいる．

障害者に，PT，OT，看護師の行動や演技を観察させて，真似させ，教えるような場面はリハビリテーション医療の現場でよく経験することである．その際，障害者の反応の特徴をよく観察することが大切である．

d. 認知症

高次脳機能障害のある障害者に接するとき，意志，認知，学習といっ

た心の働きを，よく観察することが大切である．

近年老人の認知症が話題になることが多いので，認知症について述べておく．認知症とは，いったん獲得した知的水準が，後天的原因により低下したものをいう．老人性認知症は，多くの場合不可逆性であり，了解が悪く，記銘力，記憶力が低下し，見当識も悪く，計算力，判断力も低下する．そのほか感情面の変化として感情失禁，涙もろさ，反応性の低下がみられ，徘徊など行動面での障害や人格の変化も現れてくる．

6　自己像

自分が自身のことをどのように思っているか，という全体像を自己像という．そして，次のような事項が総合されて，表現される．
①自分の身体像．つまり障害者が自身の身体をどのように受け止めているか．
②自分の欲求，感情，意志，思考の内容，主張や思想
③自分の才能やパーソナリティー
④社会のいろいろな物事をどのように考えているか
⑤自分の学歴，地位，身分，職業
⑥自分の家族，所属している団体，自分の所属している地域社会
⑦自分の財産，持ち物，創作したもの
⑧その他，自分がとくに強調したいこと

自己像を上手に聞き出し，記録しておくことが必要である．これをうけもつのは，ふつう医療ソーシャルワーカー（MSW）である．

7　コーピング，防衛機制

心理的ストレスに直面したとき，人はいろいろな心理的反応を起こす．ただ苦しむのではなくて，能動的に対処し，ストレスを克服しようとすることをコーピング（対処）という．そしてその具体的行動をコーピン

グ行動という．障害を受容する過程で,「気を紛らわすため，自分でできることを何か見つけようと思った」,「問題解決のため，他人に相談したり，本を探したりして調べた」,「自分自身で新しい考え方をした．またいつも悪いことは考えず，良い方向で考えてみた」などがその例であろう．

　人は生きていく上で，自分自身からの要求や，外部からのいろいろな問題に悩むことがある．そしてその悩みに対処せねばならない．しかし悩みへの対処は，必ずしもいつも順調にはゆかない．問題の解決に悩むことを「葛藤」という．そして葛藤があるとき，不愉快なことを追い払うため，無意識のうちに，いろいろな心の努力を行う．コーピングもその一つである．

　この心の努力を防衛といい，防衛のために用いる心理的手段を防衛機制という．防衛機制は障害者にかぎらず，誰でも行う．リハビリテーション医療では，防衛機制を含めてコーピングと理解しておけばよい．心理学の成書に書いてある防衛機制について説明しておく．

・合理化（責任転嫁，言い訳）： 思い通りゆかないとき，自分に都合がよいように実際のことをゆがめて理屈づけをすること．
・知性化（屁理屈）： ああいえばこういう式の屁理屈をいう．なにも行動に移さず，いかにも知的な態度で物事を処理していこうとすること．
・退行： 幼児のような態度をとって，物事から逃れたり，依存したり，保護されようとして，満足しようとすること．
・昇華： 絵画，手芸，音楽，スポーツなどの趣味で欲求不満を発散させること．好ましい逃避機制である．
・置き換え（代理満足，妥協する）： 欲求不満があるとき，むやみにものを食べたり，ショッピングをしたりして，発散させること．昇華とは，とる行動の質が異なる．
・補償： ある能力に劣等感をもっている人が別の能力を伸ばすことで，その劣等感をカバーしようとすること．たとえばスポーツの不得

意な子供が，人一倍勉強するようなこと．
- 反動形成（あまのじゃく）：思っていることと，全く反対のことをいったりしたりするすること．
- 取り入れ：精神的に他人の考え，感情，行動を自分の中に取り入れること．つまり他人にあやかり，自分の不安を防衛しようとすること．
- 同一視：気づかぬうちに誰かの真似をしたり，誰かに似ていると思ってしまうこと．テレビのあるタレントを見て憧れ，その洋服や行動を真似して満足するようなこと．
- 否定：不安や苦痛に関連した現実を認めようとせず，目をそらすこと．
- 抑圧：不快なこと，危険なこと，耐えられぬことや，それらに関連した記憶を自分の意識から忘れようとしたり，認めようとしないこと．

8 対人関係，性の問題

　障害者とリハビリテーション医療のスタッフとの人間関係，障害前の障害者と家族や職場，近所の人との人間関係を十分把握しておかねばならない．ふつうの人はたとえ肉親に対してもある程度の気遣いをもって人間関係を保っている．このような人は問題がなく，その中でも，とくに協調性のある人はリーダーシップを発揮したりする．

　それとは反対に，リハビリテーション医療スタッフを含めて接する人すべてに，拒否的な態度をとる人もいれば，周囲の人にあまり協力しない人もいる．

　中には，ある特定の人とはよい関係がもてるが，相手によってはよい関係がもてない障害者，あまり自分の意見をいわず，いつも他人の援助を求める障害者もいる．またとっつきは悪いが，一定期間たつと良い関係がもてる障害者もある．

　障害者／家族の対人関係について，よく知っておかねばならない．

　成人にとって，異性に対する意識や性生活は大切なことであり，人の

心理状態に強い影響力をもっている．しかし，わが国では昔から，性の問題はあまりオープンに取り扱われていない．常識をもっている人は，性の問題の葛藤が全くないとはいえないものの，あまり特異な行動はとらないだろう．入院中，いつも異性の部屋に入り浸っている人，特定の異性といつも行動をともにしている人，看護師や女性のスタッフにセクシャルハラスメント的言動，行動をする人などがある．このような場合は，よく観察し，対応を考えることが必要である．

V 障害者側の問題

1 障害の告知

　交通事故で脊髄損傷になり下半身が麻痺し，数日後「あなたの下肢はもう動かない，立つことも歩くこともできず，車椅子になる（永続する障害が生じ，それは不可逆である）」と初めて告げられたとき，障害者／家族は，起こった不幸をどう受け止め，対処したらよいか混乱する．これが「障害の告知」である．「障害の告知」は「癌の告知」ほどは世間に知られていないようだ．

　障害の発生には，①健常な人に突然障害が起こる，②疾病と障害が同時に存在する，③先天性の障害の三つの型があることはすでに「障害と疾病の違い」の項（2頁）で述べた．障害の起こり方によって，また前章で述べた各個人がもっている三つの心理的要素（知性，情感，パーソナリティー）の差異によって，「障害の告知」の時期も方法も少し異なる．しかし適当な時期にはしなければならない．「障害の告知」は医師の仕事であり，「癌の告知」以上に慎重にしなければならない．告知は障害者／家族に対して行う．十分な説明が行われ，障害者／家族に正確

に理解されていないと，リハビリテーション医療のスタッフはその後のリハビリテーション医療を進めるのに非常に難渋する．「障害の告知」をするのは何もリハビリテーション医療の専門医ばかりではないが，リハビリテーション医療を始める前に，「障害の告知」がされているかどうかは必ず確認しておかねばならない．

2　障害の受容

　障害者／家族が障害を受容するまでに，通常，次のような過程を通るといわれている．
①ショック期：　障害がある程度わかってくると，自分自身や周囲の状況がはっきりしなくなったり，消えてしまったり，呆然自失になる．
②否認期：　自分に起こった障害を認めようとせず，すでに述べた種々のコーピング（防衛機制）が現れる．
③混乱期：　障害が少し理解できるが，まだなかなか認めようとせず混乱し，怒り，恨み，悲しみ，嘆き，抑うつなどが現れ，やけっぱちな印象を与える．
④解決への努力期：　自己像やいままでの価値観を変えようと努力する．はた目にみて，自身が大変苦しんでいる印象を与える．
⑤受容期：　障害者としての自己像や新たな価値観が完成され，十分納得した状態になる．また，社会や家族の中での自分の役割が理解できる．

　障害者になった人は，これらの時期を必ずしも順番に経過するわけではない．行きつ戻りつし，安定しない場合もある．また不安定な時期には自殺企図をみることもある．

　障害はそんなに簡単に受容できるものではない．障害発生後の環境がよくない場合，何年もかかることもあるし，非常に困難なときもある．リハビリテーション医療のスタッフは障害者／家族がどの時期にあるかをいつも観察し，その援助について意見をまとめておかねばならない．

3 経済的問題

　障害の受容は，障害者の家族にとっても大問題であることはすでに述べた．障害者／家族にとって切実なのは，経済的問題である．一家の大黒柱である人が障害者になったとき，その家の経済的基盤が損なわれる．給与所得者であれば，障害の発生から1年半は傷病手当金（私病の場合）や，休業補償（労働災害の場合）が支給され，その後は該当する障害年金や労災障害年金が支給される．自営の場合も同じように障害基礎年金が支給されるものの，自営が続けられるかどうかという問題が起こる場合もある．そのほか私的な障害保険に加入していれば，経済的に何らかの役に立つだろう．年金や医療費などの社会資源のことはⅧ章（68頁）で詳しく述べるが，とにかく経済的なデメリットが起こるのは間違いない．

　一家の主婦が障害者になった場合，ハウスキーピングに問題が生じる．

　またリハビリテーション医療が終わり，障害者を家庭でうけ入れるようになったとき，家屋改造などの物的な面，介助に関する人的な面での問題が生じてくる．

　リハビリテーション医療のスタッフ，とくにMSWは，これらのことを十分わきまえた上で，情報を集め，他のスタッフに提供することが重要である．

VI リハビリテーション医療の職種とその役割

1 医師

　内科，外科，耳鼻咽喉科など医師が標榜している診療科は臓器別になっているものが多い．わが国でも1996年からリハビリテーション科が標榜科になり，医師であれば誰でもリハビリテーション科を標榜できるようになった．日本リハビリテーション医学会では何年も前から，リハビリテーション医療の専門医を育ててきた．この項でいう医師とは，学会で認定された専門医ということで話を進めることにする．

　障害者がリハビリテーション医療を希望して受診したとき，まず医師が診察し，リハビリテーション医療の適否，内容，期間などを決める．つまりリハビリテーション医療の入り口で大切な役割を演じる．

　また医師は，頸髄損傷の患者の上肢に腱移行手術をしたり，片麻痺の患者の尖足にアキレス腱延長術や腱移行術をすることで，機能障害が改善できるかどうかの判断もする．

　リハビリテーション医療が始まると，医師は後で述べるチームカンファレンスを主催する．そして，各リハビリテーション医療スタッフの間

を調整し，リードする．また，PT，OT，ST へ，それぞれ理学療法，作業療法，言語聴覚療法を処方し，義肢，装具，車椅子などの機器の適否を決め，処方も行う．この業務はちょうどオーケストラの指揮者のような役目である．

そのほか，障害者の医学的諸問題について，必要なときは，ほかの診療科の専門医の意見も聞いて，的確な判断をうけもつのはいうまでもない．

したがって医師は，障害の病態に卓越した知識をもち，障害者／家族の医学的のみならず全体的評価，リハビリテーション医療の進め方の決定に全責任をもたねばならない．

2　理学療法士（PT）

a. 理学療法過程

PT という言葉は，理学療法士（physical therapist）を指すが，そのほかに理学療法（physical therapy）そのものを指す場合もあるので，この区別をよく理解しておこう．PT は国家資格で，その業務は理学療法過程にそって行われる．

理学療法過程とは，医師による理学療法の処方 →初期評価→訓練達成目標設定→訓練プログラム→訓練実施→訓練結果の評価，である．

そして訓練プログラムに従い訓練を実施する間，絶えず障害者を評価して目標設定が不適当なら修正する．訓練の中間で行う評価を中間評価，計画したリハビリテーション医療の最後（退院時）にする評価を最終評価という．

PT の行う評価の詳細は「障害を評価しゴールと期間を設定する」の項（64頁）で述べる．

b. PT が行う理学療法

PT が行う理学療法を列挙すると以下の通りである．

①運動療法：　ROM 訓練，筋力増強訓練，運動協調性訓練，全身調整運動，呼吸訓練，肺理学療法，弛緩訓練（relaxation）
②ADL 基本動作（主に移動動作）：　ベッド上の動作，起座訓練，起立・立位保持訓練，車椅子訓練，歩行訓練，義足歩行訓練
③治療体操：　ウイリアムス腰痛体操，コッドマン体操など
④神経・筋再教育（ファシリテーション）
⑤徒手療法（モビリゼーション）
⑥物理療法：　温熱療法（ホットパック，パラフィン浴，極超短波，寒冷療法），電気治療，牽引療法，光線療法，水治療法（部分浴，全身浴，渦流浴）

3　作業療法士（OT）

a. 作業療法過程

　OT という言葉は，作業療法士（occupational therapist）を指すが，そのほかに作業療法（occupational therapy）そのものを指す場合もあるので，この区別をよく理解しておこう．OT も国家資格で，その業務は作業療法過程にそって行われる．

　作業療法過程とは，医師による作業療法の処方→初期評価→訓練達成目標設定→訓練プログラム→訓練実施→訓練結果の評価，である．

　そして訓練プログラムに従い訓練を実施する間，絶えず障害者を評価して目標設定が不適当なら修正する．

　OT の行う評価の詳細は「障害を評価しゴールと期間を設定する」の項（64頁）で述べる．

b. OT が行う作業療法

　リハビリテーション医療で OT が行う作業療法は次の通りである．
①機能的作業療法：　手指・上肢の ROM 訓練，上肢の筋力増強訓練，神経・筋再教育（ボバース法，ブルンストローム法などのファシリ

テーション),上肢の運動協調性訓練,手指巧緻性・スピード性・持久力訓練,義手装着訓練,高次脳機能訓練(失行,失認)
②ADL訓練: 起居,移動(車椅子⇔自動車など),セルフケア,トイレ動作,ハウスキーピング
③心理・支持的作業療法: 手工芸,書字,木工,金工,園芸,音楽,スポーツ,コンピュータ操作などの創造的作業で,手指・上肢の訓練と気晴らし的効果も期待できる.

OTがADL訓練をするとき,「セルフケアの障害」の項(31頁)で述べたいろいろな自助具を用いる.一般的な自助具は市販されているが,障害者に特殊な自助具はOTが考えて製作する.

このほか,精神科領域の作業療法もOTの範囲に含まれる.第二次世界大戦後のある時期まで職業前訓練(prevocational training)も作業療法に含まれていた.現在は職業リハビリテーションのシステムが発達し,これにつながる作業療法は行われているものの,独立した職業前作業療法といったものはないと考えてよい.

4 言語聴覚士(ST)

STという言葉は言語聴覚士(speech-languag-hearing therapist)を指すほかに,言語聴覚療法(speech-languag-hearing therapy)そのものを指す場合があるので,その区別をよく理解しておこう.STも国家資格で,その業務には言語療法過程と聴覚療法過程とがある.リハビリテーション医療では言語療法を行うことが多い.

言語療法過程とは,医師による言語療法の処方→言語評価→訓練プログラム→言語訓練→訓練結果の評価で,PT,OTと同じように中間評価,最終評価をする.

STの行う評価の詳細は「障害を評価しゴールと期間を設定する」の項(64頁)に述べる.

リハビリテーション医療で行うSTの業務は,主に構音障害,失語症,

嚥下障害で，失行，失認にかかわることもある．

PT，OT，STを総称してセラピストといっている．セラピストが訓練の中間で行う評価を中間評価，計画したリハビリテーション医療の最後（退院時）にする評価を最終評価という．

5　義肢装具士（PO）

義肢装具士（prosthetist and orthotist, POと略す）は国家資格で，その業務は医師の処方に従い，四肢切断者のための義肢（義手，義足）や装具（上肢装具，下肢装具，体幹装具）を製作することである．

義肢装具の製作は，各障害者について採型，採寸を行い，半完成品の適合具合をみる仮合わせを行い，完成品について再度適合検査をうける．仮合せ，適合検査は処方した医師の責任において行う．

処方，仮合せ，適合検査のいずれの段階でも関係するPT，OT，義肢装具士は，義肢装具に意見があれば，積極的に医師と討論して処方に関与するようにする．そしてリハビリテーション医療スタッフが完全に意見を統一するべきである．PT，OT，義肢装具士の意見を直接障害者に話すべきではない．

そのほか義肢装具士は，自助具の製作にも一部関与するし，車椅子，電動車椅子，車椅子クッション，座位保持装置などの給付にも関係する．

ここで義肢装具の概略について述べておく．

「四肢の切断」の項（20頁）で述べたが，義手は切断レベルによって，肩義手，上腕義手，前腕義手といった分類をするほか，目的により次のように分類される．というのは義手は一つの形式のものでは，いろいろな機能を発揮できないからである．

装飾用義手は外観を第一に考えたもので，機能としては物を押さえる程度のものである．しかし義手の中では一番多く用いられる．

作業用義手は外観を全く考えず，この義手を用いることである特定の作業ができる．指の動きは再現しないが，義手の手先に金槌，鎌，鍬な

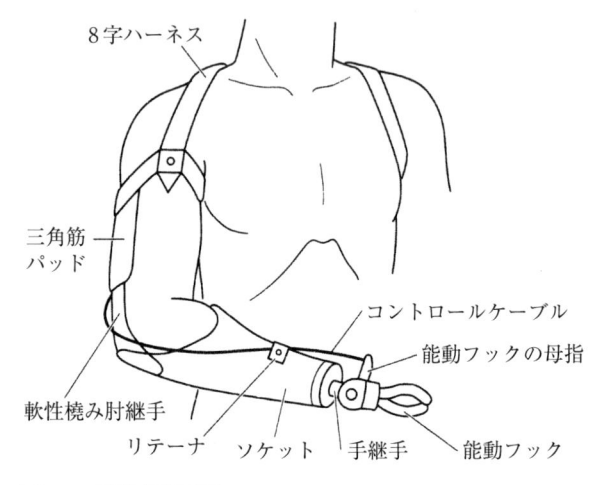

図16　前腕能動義手

どの作業道具を取り付け，残っている肩や肘を動かすことで仕事ができる．

　能動義手は手先に能動フックや手指の形をした能動ハンドを取り付け，ケーブルを引くことでそれが開閉し，物をつかむ動作ができる．つまり，ある程度指の動きを再現するもので，ケーブルを引く力は健康な肩にたすきをかけ，これを動かすことで与えている（図16）．
　筋電義手は電気でモーターを動かし，義手の指や肘を動かす義手で，制御には筋肉の活動電流を用い，フィードバック機構もある．
　義足は義手と違い目的が体重の支持と歩行にあるため，切断レベルに対応するように，股義足，大腿義足，下腿義足といったように分類されている（図17）．
　義手も義足も断端を収納する部分をソケットといい，ソケットと失われた部分を代償する部品を組み立ててできあがる．そして，科学的に組み立てることをアライメントといっている．つまり，ソケット，部品，アライメントが義手，義足の三要素といえる．
　上肢装具としてよく用いられるものは，手関節や指の筋肉が麻痺した

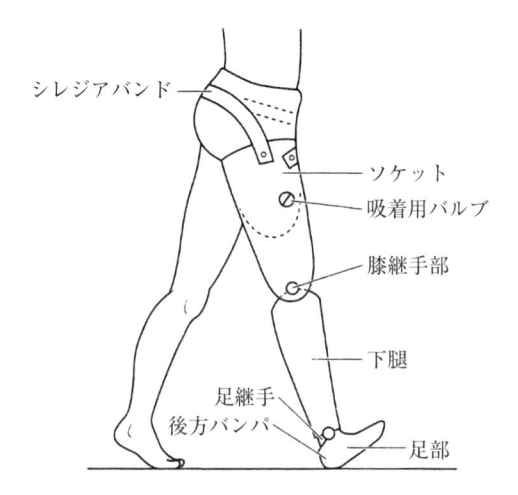

図17 大腿義足（吸着式）

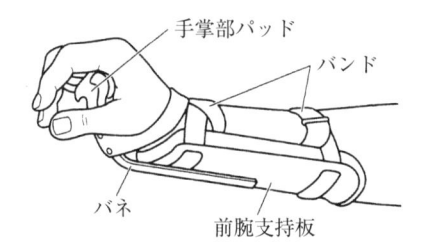

図18 コック・アップ・スプリント
（手関節背屈装具）

場合である．たとえば橈骨神経が麻痺すると，下垂手といって手首を手背側に曲げられなくなり，いつも手のひら側に垂れ下がったままになる．このままだと物も握れない．手のひら側を支える装具を作ると，物が握れるようになる（図18）．

　足の障害にもいろいろあり，それに応じて装具も変わってくる．足関節の障害には短下肢装具，膝関節からの障害では長下肢装具を用いる（図19）．

　脊柱の障害があり，支持性が弱くなっているとき，コルセットを用い

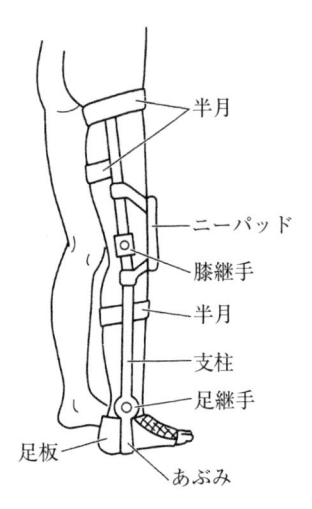

図19 長下肢装具

（ラベル：半月、ニーパッド、膝継手、半月、支柱、足継手、足板、あぶみ）

る．このようなものを体幹装具という．

　義肢装具と同じように，車椅子，車椅子クッション，つえなどにもいろいろな種類がある．

　わが国では「補装具」という言葉がよく使われる．「補装具」は学術用語ではなく，障害者自立支援法，労災保険法などで用いられている，いわば行政用語である．対応する外国語はない．補装具には補聴器，義眼，眼鏡，人工喉頭，集尿器，つえなど多くのものが含まれている．

6　リハビリテーション・エンジニア

　今日では環境制御装置（ECS），三次元電動車椅子，筋電義手，コンピュータによる義肢ソケット製作（CAD／CAM）など進歩したテクノロジーが，障害者に応用される．こうしたことは義肢装具士では対応できない．

　そのほか最近では，インターネットを用いたSOHO（small office and home office）というやり方で，頸髄損傷のような重度障害者が，

在宅でコンピュータにより一定の仕事ができるようにもなっている．また重度障害者が住宅改造をする際，コンピュータグラフィクスを用いて，設計図にもとづいたリアルなイメージを障害者／家族に示すこともできる．このように，ハイテクノロジーをリハビリテーション機器の開発や障害者の援助に応用する分野をリハビリテーション工学といい，その担い手をリハビリテーション・エンジニアという．命題を選べば，今後ますます活躍の場が増えるであろう．

7　医療ソーシャルワーカー（MSW）

　障害者がリハビリテーション医療を希望するとき，MSW（medical social worker）は最初にインテーク面接をする．インテーク面接とはセラピストが行う初期評価と同じと考えるとよい．インテーク面接の詳細は「障害を評価しゴールと期間を設定する」の項（64頁）に述べる．
　MSWが行うインテーク面接で，入院後に収集する情報をまとめると次のように多岐にわたる．
①障害受容の状況（障害が本人に及ぼした打撃，周囲への波紋，今後の生活の見通し）
②経済的問題（治療費，療養中の家族の生活費，障害年金など）
③職業（障害前の職業，職場復帰，再就職，職業リハビリテーションなど）
④余暇活動（障害前の趣味，今後の希望・抱負）
⑤生活史および教育歴（在学中の障害者では復学の問題）
⑥自宅の住環境，居住地域の特性と文化
⑦家族・家庭の構成およびその問題（キーパーソンに関する情報）
⑧習俗，宗教の問題
⑨異性への関心，性の問題
　①〜④は障害が発生してからの事項，今後の展望，⑤〜⑦は属性，⑧，⑨は障害者の心に関係するものといえよう．これらは，次に述べる看護

師のアセスメントと重複する項目が多いので，一緒にできることは共同して行った方がよい．

情報収集により，障害者ごとの問題点が明確になってくる．この問題点を「社会診断」ということもある．そして，解決できる問題点は，積極的にカウンセリングを繰り返し，方策を見いだすように援助するのがMSWの業務である．

8 看護師

a. 看護の本質と看護師の自由裁量

リハビリテーション医療でいままで述べたPT，OT，ST，義肢装具士，MSWはすべて医師の指示に従わねばならない．このような医療職を医師群という．医師群にはこのほか，薬剤師，放射線技師，臨床検査技師，栄養士などが入る．

近代的病院では，医療を医師群のスタッフと看護師群（看護師，看護助手）が，ちょうど車の両輪のように支えているといわれる．この考え方は，第二次世界大戦後アメリカから入ってきて，それにもとづく看護教育が行われてきた．しかし，わが国ではそれ以前の「看護師は医師の補助者である」というイメージが尾を引いている．

健康な人が家庭で生活するとき，栄養（食事）のバランス，入浴，寝具や下着の清潔など生活の基本的なことは，自分自身かあるいは家政を受けもつ主婦が注意している．しかし，病気や障害のため入院し家庭から離れると，これらのことを誰かに援助してもらわなければならない．

患者が急性期で，きびしい安静や食事制限が必要なとき，手術の前後などに，医師は治療上こうした問題を重視し，いちいち看護師に指示するだろう．しかし慢性疾患，とくにリハビリテーション医療の対象者では，このような基本的生活行動について，医師は注意を払うものの，現実には細かい指示は行わない．

三度の食事をどの程度摂取しているか，水分摂取は適当か，間食は多

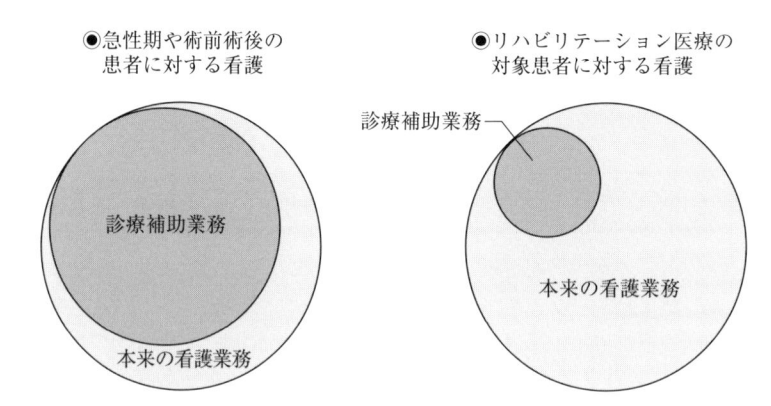

図 20　看護業務における自由裁量の違い
（武智秀夫「看護過程に基づくリハビリテーション看護」，医学書院，1992）

すぎないか，下着の交換は適当か，入浴の回数，運動量，睡眠の状態を観察記録し，日常生活動作とくにセルフケアの能力，排泄の状態，そのほか個人衛生，精神衛生，対人関係，などを指導・援助し，できるだけ早く自立に至るようしむけるのが看護の本質であり，独自性である．

　看護師が医師の診療行為を補助する場面（診療補助，手術介助，与薬，注射，採血など）も多い．このような場面では医師の指示に従うことになろう．しかしリハビリテーション医療では，こうした医師の診療補助業務は比較的少なく，看護師が自由に裁量できる業務が多いのが特徴である（図20）．それに入院している障害者に，一番長い時間，接しているのも看護師である．

　このことを医師も含めてリハビリテーション医療のスタッフはよく承知しておかねばならない．一方，リハビリテーション医療にたずさわる看護師も，リハビリテーション医療のシステムを十分理解しておくことが重要である．

b. 看護過程 （図21）

看護師の業務は看護過程にそって行われる．看護過程とは，①アセス

60 Ⅵ リハビリテーション医療の職種とその役割

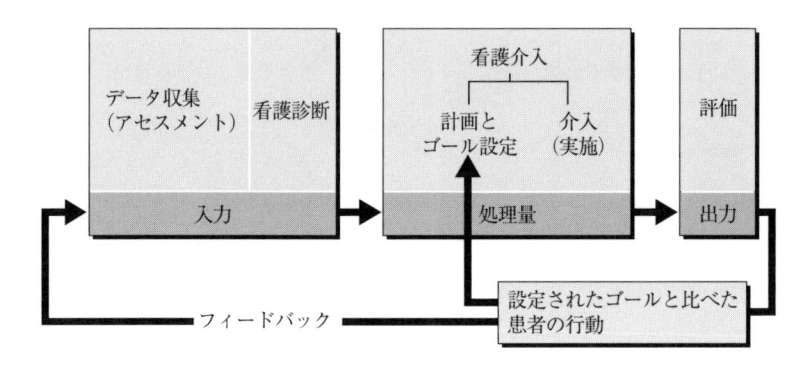

図21 リハビリテーション看護のシステム
(武智秀夫「看護過程に基づくリハビリテーション看護」, 医学書院, 1992)

メント, ②看護診断, ③看護介入, ④評価である. これを説明しよう.

①アセスメント(データ収集): 入院した障害者を十分把握するために, 障害者について, 障害者の属性, 病歴, 既往症, 家族歴, バイタルサインに続き, 健康認識, 機能障害, ADL, 社会的アセスメント(住環境, 家族など), 心理学的アセスメント, 認知行動アセスメントの情報を収集することをいう. アセスメントを行うとき, セラピストやMSWと一緒に情報をとるのが好都合な場合は, そのようにする.

②看護診断: アセスメントにもとづいて, 看護の問題点を抽出することをいう. 言い換えると, 看護師が独自性をもって障害者を援助する事項を, 決定することである. 看護診断は医学的診断と異なり, 健康管理, 栄養, 排泄などの項目があり, その項目の下に, 健康管理ができない, けがをしやすい, 口腔粘膜の異常, 切迫尿失禁, 緊張性尿失禁などの看護診断が決められている. 現在わが国では, NANDA (North American Nursing Diagnosis Association) の看護診断カテゴリーが用いられている.

③看護介入: 一つは看護診断に基づいて計画を立て, ゴールを設定すること, もう一つはゴールを目指して実際に看護活動をすること, の二つの部分から成り立つ.

④評価： 実際に看護介入を実施した結果，目標にどれくらい到達したかを検討することをいう．

すでに述べたように，PT，OT，ST は入院時に障害者を把握することを「初期評価」，MSW は「インテーク面接」というが，これらは看護過程でいう「アセスメント」と同じであること，また看護過程でいう「評価」は，セラピストが使う「中間評価または最終評価」に相当することを，リハビリテーション医療のスタッフはよく理解しておくことが重要である．

看護過程は，次の章で述べる「リハビリテーション医療の進め方」に非常によく似ている．だから看護師はリハビリテーション医療を進める上で，重要なスタッフであることを，十分理解しておかねばならない．

アメリカでは「リハビリテーション看護」という看護師の専門分野があるようである．

c. リハビリテーション医療における看護活動

障害者が入院してリハビリテーション医療を受ける場合，セラピストのところで訓練を受ける時間はそんなに長い時間ではなく，病室で生活する時間の方がはるかに長い．食事，更衣，整容などのセルフケア，トイレ動作，入浴，ECS のコントロール，車椅子⇔ベッド間の移動など，セラピストに受けた訓練を繰り返し実践するのは病室である．自己導尿，自己摘便は病室で看護師が教育する．

看護師の医師の診療補助業務は比較的理解されやすいが，リハビリテーション医療における業務は十分理解されているであろうか．

効果的なリハビリテーション医療を達成するためには，よく組織された「リハビリテーション看護」のシステムを確立することが重要である．

9　臨床心理士

リハビリテーション医療のスタッフの業務を述べてきた．医師，セラ

ピスト，MSW，義肢装具士，リハビリテーション・エンジニア，看護師の業務過程，業務内容・方法ははっきりしている．それに比べて，臨床心理士の業務は漠然としているといわざるをえない．すでに「リハビリテーション医療に必要な心理学」の章（37頁）で述べたように，リハビリテーション医療に心理学は重要で，スタッフは全員，障害者／家族の訴えを聞き，行動を観察し，心の問題に対処せねばならぬときは，それぞれがもっている心理学の知識で，障害者に対処している．

　リハビリテーション医療の対象となる障害者の大部分は，障害をうけるまで，ごくふつうの生活を送ってきた人である．そして，障害がきっかけになり，いろいろな心の問題が生まれたわけである．異常心理学や精神医学の対象になる人たちではない．これらの事柄をよくふまえた上で，リハビリテーション医療における臨床心理士の業務について考えてみよう．

　臨床心理士の業務は大別すると，①障害者の心理テストなどの検査，②心理学的治療である．現場で最初に障害者に接するのは医師，セラピスト，MSW，看護師である．これらの職種が十分観察した上で，さらに詳細な心理学的情報が必要になったとき，臨床心理士は依頼を受けるという形で，業務を行うことになる．

　心理テストや検査で多いのは，パーソナリティー，知能などのテストで，そのほか認知障害の程度，情動や行動の特徴，コーピングの仕方などについて情報の提供が求められる．障害者の心理学的情報は，あくまでリハビリテーション医療の方向を考える上で重要な因子の一つであることを，臨床心理士はよく理解しておかねばならない．

　心理学的な治療は障害者／家族との対話，すなわちカウンセリングである．カウンセリングは医師，MSW，看護師，セラピストも行う．臨床心理士の行うカウンセリングが，これらと乖離したものであってはならない．そしてその結果は，もちろん評価されねばならない．

　リハビリテーション医療のチームをリードする医師は，臨床心理士の役割を正しく理解し，その業務範囲を決定しておかねばならない．

VII リハビリテーション医療の進め方

1 障害の予後を予見する

　障害者が最初にリハビリテーション医療を希望して受診したとき，障害について医師に「先生，治りますか」と質問する．「治りますか」という質問は，「障害は可逆性がありますか」という意味だと考えるとよい．リハビリテーション医療の目的は「残存機能をできるだけ増大し，現在できない動作をできるようにする」であることを，障害者／家族に理解してもらわねばならない．

　現在できない日常生活動作が，ある期間のリハビリテーション医療をうけると，できるようになるかどうか．たとえば，車椅子⇔ベッドの移動ができない人ができるようになるか，歩けない人が，実用的に歩けるようになるか，着替えが全介助の人が，自立になるか，導尿をしてもらっている人が，自己導尿ができるようになるか，といった判断が予後の予見である．また，リハビリテーション医療が終わった時点で，どのような生活の場に復帰するかも，あらかじめ見当をつけるよう障害者／家族と話し合っておかねばならない〔「いろいろな社会復帰」（10頁）

参照〕.

　リハビリテーション医療の期間が長ければ長いほど，能力障害が改善するというものではない．またそれとは逆に，発症後長い期間経過していても，機能が改善することもある．リハビリテーション医療のプログラムをたてるとき，科学的根拠にもとづいて，予後をできるだけ正確に予想しなければならない．

　さきに述べた「障害の受容」と同様，「予後の予見」は重要なことである．そしてこのことは障害者／家族に十分説明し，理解してもらうことが重要である．「予後の予見」は科学的根拠にもとづいて行われねばならない．

2　障害を評価しゴールと期間を設定する

　「生体の可逆性と不可逆性」の項（1頁）で述べたように急性虫垂炎では，医師は診察をしてすぐに正確な診断を下し，的確な治療の計画をたて実行しないと，生命に重篤な状態が起こる．しかしリハビリテーション医療を始めるときは，そんなに急がなくてもよい場合が多い．

　あらゆる角度から障害を評価する．これを具体的に述べてみよう．

　まず医師は障害者の病歴，職業歴，教育歴，障害が起こるまでの生活歴，家族の状態，経済状態，人間像，障害受容の状況などを大まかに把握する．次に身体状況すなわち，障害の原因疾患，障害の病態を診察する．大切なことは障害者／家族の訴え，つまり何をリハビリテーション医療に期待しているかを十分聞いておくことである．

　次に，医師は自分が得た情報のうち必要な部分をセラピスト（PT，OT，ST），MSWに伝え，それぞれ初期評価，インテーク面接を指示する．

　PTが行う初期評価は，移動に関する基本動作（寝返り，起き上がり，座位保持，立ち上がり，歩行，車椅子動作），関節可動域検査，筋力，持久力，運動協調性，疼痛などについて行う．医師には移動に関する基

本動作についてのみ，訓練による改善の予想を報告する．当然訓練期間も予想すべきであるが，ふつうこれは医師が総合的に予想している．

OTが行う初期評価は，関節可動域，筋力，上肢の運動協調性・運動機能・感覚機能，手指の巧緻性，高次脳機能の検査とADL検査である．ADLの評価は指数化されているものがいくつかある（Barthel index, FIMなど）．医師に対してはPTと同じように，訓練でADLがどれくらい改善するかという，見込みについて報告する．訓練期間は医師が総合的に判断するのも同じである．

言語障害のある患者は，STに初期評価を指示する．構音障害には発声発語器官検査（旭式スピーチメカニズムテストなど）を，失語症にはSLTA検査（標準失語症検査）を行い，医師に構音障害や失語症の質と程度，訓練方法について報告する．訓練期間は他のセラピストと同じように，医師が総合的に予想する．

MSWはまずキーパーソンが誰であるかを，正確に把握しなければならない．インテーク面接の項目は，学歴，生活歴（職歴を含む），病歴（今まで入院治療をうけてきた病院など），障害者／家族の心理的特性（障害受容，自己像など），家族関係（問題があるかどうか），経済面のこと（医療費，療養中の家族の生活費，障害年金，家屋改造資金など），今後の方針（リハビリテーション医療終了後の復学，復職，職業リハビリテーション，家庭復帰，施設入所など）である．

MSWも障害者の身体状況と身体機能を把握しておくことが必要であるが，これは医師やセラピストから情報の提供をうければよい．逆に医師やセラピストもMSWから詳しい情報の提供をうけておく．

MSWは医師に対して，入院してリハビリテーション医療をうける期間の問題点，復職になるか，職業リハビリテーションに向かうか，家庭復帰か，施設入所かといった退院後の生活の場の見通しについて，報告する．これは非常に重要なことである．

セラピスト，MSWから初期評価，インテーク面接の報告をうけた医師は，総合的にどんなリハビリテーション医療が適当であり，どの程度

の改善が期待できるかを判断する．つまり，リハビリテーション医療のゴールを設定するのである．その際，必ずリハビリテーション医療の期間（入院期間）も医師の責任において設定しなければならない．

具体的に述べると，障害者／家族に次のように説明し同意を得ることになる．

①入院期間○月程度で退院して，○○○○○に復帰することになる．
②移動動作：　屋外で実用歩行，屋内で歩行，訓練目的の歩行，車椅子，自力では困難
③障害のある手の機能：　実用になる，補助的に使用する，機能は見込めない
④日常生活：　自立，部分的自立（介助量：小，中，大），全介助
⑤生活の場所：　自宅（改造：不要，小規模，中規模，大規模）
　　　　　　　　施設（職業リハビリテーション施設，社会福祉施設）
　　　　　　　　転院（病院）
　　　　　　　　職業復帰（原職場，配置転換，転職）
　　　　　　　　学校復帰

このことがリハビリテーション医療における，「インフォームドコンセント（説明と同意）」である．

障害者が初めてリハビリテーション医療を求めて受診したとき，外来受診で上述した評価を行うが，大体3～4時間は必要である．そして入院を予約することになるのである．

一度社会復帰した障害者が，再び入院してリハビリテーション医療をうける場合，その目的（たとえば，低下した能力障害の再訓練，体重のコントロール，新しい形式の義肢装着訓練，新しく電動車椅子，ECS，リフターなどを用いるときの訓練，家屋改造の計画作成など）を明確にし，やはりゴールと期間とを設定する．

障害者／家族の障害受容がうまくいっておらず，リハビリテーション医療への期待が大きいが，リハビリテーション医療の効果に医師があまり自信がもてない場合がよくある．このようなときには，障害者／家族

に十分納得してもらった上で，2〜3週間入院してもらい，より詳細に評価し，リハビリテーション医療の適否，ゴールと期間の設定をすればよい．

3 チームカンファレンス

　障害者が入院すると，医師はそれまでに収集した情報，評価にもとづいて，リハビリテーションプログラムを作成する．リハビリテーションプログラムは，どのような理学療法，作業療法，言語療法をし，どんな義肢装具を装用させ，どんなカウンセリングをし，どのような看護をするかということを具体的に決定するもので，プログラムを完結するのに必要な期間を設定しておくことが重要である．またこのプログラムは各職種の同意が得られるものでなければならない．

　看護師は看護過程に従いアセスメントを行い，看護計画を立てる．アセスメントの際，他の職種がすでに入手している情報は十分活用するように努める．つまり，障害者／家族に種々の職種から，同じような質問が繰り返して問いかけられないようにする．

　障害者が入院し，リハビリテーションプログラムができ上がると，一定期間の後，医師はセラピスト，看護師，MSW などで構成するチームカンファレンスを開く．この期間は障害，障害者によって異なる．チームカンファレンスは，プログラムの進捗状況，新しい問題点の有無，中間評価，プログラムを訂正する必要があるかどうかについて，各職種がそれぞれの立場で，経過を発表し，意見を述べ，討論する．医師はその討論をまとめ，その都度，その後のプログラムを決定し，次のチームカンファレンスの開催日時を決めておく．そして，その要約は必ず記録しておく．

　入院した最初に，チームカンファレンスで討論して，リハビリテーションプログラムを作成してもよい．

Ⅷ いろいろな社会資源

1 わが国の社会保障

a. 生存権

　ワイマール憲法（1919）には社会権として，家庭や母性の保護，男女同権，社会保険，教育を受ける権利，労働権，労働者の団結権，健康な生活への権利（生存権または生活権といわれるもの），私有財産の絶対性への制約などが謳われている．

　この生存権の発想は，第二次世界大戦後になって実現することになる．

　1946年に制定された日本国憲法第二十五条に「すべての国民は健康で文化的な最低限度の生活を営む権利を有する．国は，すべての生活部面について，社会福祉，社会保障，および公衆衛生の向上および増進に努めなければならない」と国の責任を規定している．

　今日わが国で，国民は健康で文化的な最低限度の生活をしうる状態を積極的に求めることができるし，国はそれに積極的に応じる義務がある．しかし「健康で文化的な最低限度の生活」の基準が国の経済状態に影響されるのは論をまたない．

b. わが国の社会保障体系

わが国の社会保障制度は1950年, 社会保障制度審議会の勧告によって枠組みが示され, 以後その方向で発展してきた.

その枠組みとは, ①社会保険, ②公的扶助, ③社会福祉, ④公衆衛生および医療の四分野である. 現在でもこの四つの枠組みは, そのままと考えてよい.

①社会保険は健康保険・船員保険・共済保険・国民健康保険・労災保険などの医療保険, 介護保険, 厚生年金・共済年金・国民年金・労災年金などの年金保険, 雇用保険（失業保険）から成り立っている. 労災保険と雇用保険は労働保険といわれている.

②公的扶助は生活保護である.

③社会福祉には身体障害者福祉, 児童福祉, 知的障害者福祉, 母子福祉, 老人福祉などがある.

④公衆衛生および医療は感染症の予防, 地域保健（環境問題など）, 精神保健, 難病, 老人保健などが含まれる.

リハビリテーション医療に関係がある身体障害者の福祉サービスは, 平成18年施行された障害者自立支援法に基づき行われるようになった.

現在, 老人福祉と老人保健とは一元化していない. その上, 2000年4月より介護保険が施行され, 老人の社会福祉制度は過渡期にあるといえる. しかし近い将来, 老人の社会福祉制度は一元化されるであろう. 介護保険については後述する（98頁）.

表4に個々の社会保障に対応する実際の窓口を示しておく.

2　医療費

a. 自己負担, 高額療養費

わが国では, 国民一人一人が医療保険に加入しており, 医療費はふつう医療機関の窓口で自己負担分のみを支払う. その他の部分は医療機関が直接保険者に請求して支払ってもらう. 自己負担が1カ月一定の金額

表4 社会保障と窓口

	内容	窓口
社会保険	種々の医療保険，種々の年金保険 労働保険 国民健康保険，介護保険	社会保険事務所 労働基準監督署 市町村
公的扶助	生活保護	福祉事務所，市町村
社会福祉	身体障害者福祉，児童福祉，知的障害者福祉，母子福祉，老人福祉など	福祉事務所，市町村
公衆衛生 及び医療	感染症予防，地域保健（環境問題など），精神保健，難病，老人保健	保健所

を超える部分はそれぞれの保険者から払い戻される（高額療養費）．払い戻される金額などは詳しく決められている．障害者／家族はもとよりMSWも，どこが医療費を負担しているか（保険者がどこか）をよく知っていなければならない．種々の医療保険以外に自己負担の部分をうけもってくれる公費医療があるので，ここではリハビリテーション医療に関係するものも説明する．

b. 健康保険，船員保険，共済保険など

　給与所得者の医療保険で，所得者本人も扶養家族も共に外来，入院とも3割負担である．政府管掌健康保険，船員保険は所轄の社会保険事務所，組合管掌健康保険は各々の健康保険組合，共済保険は各共済組合が所管している．離職したときこれらの保険には任意継続という制度があり被保険者の身分を2年に限り続けることができる．そのためには離職以前に事業主が負担していた保険料（保険料の1/2）を本人が負担しなければならない．

c. 国民健康保険

　自営している人たちの医療保険であり，被保険者は3割負担，所管は

市町村である．

d. 労災保険

　給与所得者が業務中や通勤中に災害にあい，けがをしたとき，また認定されている職業性疾病（じん肺，振動病，鉛中毒など）にかかったときの医療保険である．本人負担はない．所管は労働基準監督署である．

　国家公務員，地方公務員が公務中にこのような災害にあい治療をうける場合，それぞれ給付制度がある．

　労災保険では治療が一応終了し，症状が固定すると「労災治癒」という．そのとき障害が残存していれば，障害を1～14級のいずれかに評価し，補償する．1～7級の場合は次に述べる労災障害（補償）年金になり，8級～14級では一時金が支給される．労災治癒の目安は発症後1年半である．

　脊髄損傷などでは症状が固定した後でも（労災治癒後）尿路障害，褥瘡など予防やその他の医学的措置を必要とするので，アフターケアという制度があり，障害等級3級以上のものがうけられる．アフターケアは脊髄損傷のほか頭頸部外傷症候群，尿道狭さく，慢性肝炎，白内障などの眼疾患，振動障害，大腿骨頸部骨折および股関節脱臼・脱臼骨折，人工関節・人工骨頭置換，慢性化膿性骨髄炎にも適応される．詳細は労働基準監督署に尋ねるとよい．

　労働災害による下肢の火傷で瘢痕治癒したところに十数年後皮膚癌が発生し下肢切断が必要になったような場合，はっきりした因果関係が認められるのであれば，医師の意見書を添付して再発を申請し承認されると労災保険で治療がうけられる．申請の窓口は労働基準監督署である．

　先に述べた船員保険は，業務上の災害疾病にも対応している．

e. 生活保護

　公的扶助である生活保護の中に医療扶助がある．あらゆる給付をうけた後の患者負担を給付の対象とする．所轄は市町村である．

3　障害者自立支援法

　ここで身体障害者にとり関係の深い障害者自立支援法の概要について述べておこう．

　障害者自立支援法は障害の種類（身体障害，知的障害，精神障害）にかかわらずサービスを一元化し，施設，事業を再編するために制定された．自立支援システムは自立支援給付と地域生活支援事業で構成されている．

　表5にその内容を示す．実施主体は市町村である．

表5　自立支援給付と地域生活支援事業

自立支援給付	介護給付	居宅介護（ホームヘルプ），重度訪問介護，行動援護，重度障害者等包括支援，児童デイサービス，短期入所（ショートステイ），療養介護，生活介護，施設入所支援，共同生活介護（ケアホーム）
	訓練等給付	自立訓練 就労移行支援 就労継続支援 共同生活援助（グループホーム）
	自立支援医療	（旧）更正医療 （旧）育成医療 （旧）精神通院公費（実施主体は都道府県）
	補装具	補装具費（原則90％支援），製作は障害者と補装具製作業者とが直接契約，医学的・技術的支援は身体障害者更生相談所
地域生活支援事業		相談支援，コミュニケーション支援，日常生活用具の給付または貸与，移動支援，地域活動支援センター（創作活動，生産活動の機会提供，社会との交流促進など），福祉ホーム，居住支援，その他の日常生活または社会生活支援
		専門性の高い相談支援，広域的な対応が必要な事業，人材育成などは都道府県が援助

4 医療費の公費助成

a. 自立支援医療（更生医療）

身体障害者手帳を所持している身体障害者がうけられる援助である．リハビリテーション医療では肢体障害に対して手術するときに利用する．すなわち人工関節置換，関節変形の矯正，切断などである．

申請は市町村が窓口で，更生医療に該当するかどうかの判定は都道府県の身体障害者更生相談所（政令都市は任意設置）で行われる．

b. 自立支援医療（育成医療）

育成医療は18歳未満のものに適応され，更生医療よりも対象疾患が広く，必ずしも身体障害者手帳を所持していなくてもよい．

しかしリハビリテーション医療において利用される場合は，18歳未満の肢体障害に対する更生医療と同じものと理解すればよい．育成医療が適当と判断した育成医療指定医療機関の医師が意見書を書き，保護者が所轄保健所に申請して許可を受ける．

更生医療と育成医療の医療機関はふつう同時に指定されている．

c. 重度身体障害者医療

身体障害者手帳の障害等級が2級以上（市町村によってはそれ以下の級でも該当）の身体障害者には市町村から重度身体障害者医療受給者証が交付されている．この証を医療機関の窓口で提示すれば，医療費の自己負担分の一部を援助してもらえる．

居住する都道府県（政令都市を含む）以外の医療機関で医療をうけたときは，自己負担分の医療費を立て替えて支払わねばならない．

d. 特定疾患

国が指定する45の特定疾患を治療する場合，医療費が公費より援助

される．「難病による障害」の項（22頁）で，障害を起こしやすい15疾患を表3に示した．援助をうけるためには，医療機関が申請書を作り所管する都道府県（政令都市を含む）の窓口に提出する．各都道府県（政令都市を含む）によって窓口は異なっている．

5　老人医療

平成20年4月より「後期高齢者医療制度」が創設され，75歳以上の人は保険の仕組みが変わってくる．そして70～74歳，75歳以上の自己の負担割合は表6のようになる．

6　働けない間の収入

a. 傷病手当金

健康保険，船員保険，共済保険などの被保険者本人が，傷病のため就業できず，収入がなくなった場合，これらの保険者から手当（収入の約2/3）をうけることができる．これを傷病手当金という．傷病手当金がうけられる期間は最長1年半である．

b. 休業補償

労働災害などで労災保険で治療をうけ就業できない場合，その期間の収入は労災保険で補償される．これを休業補償（収入の約80％）とい

表6　平成20年4月以降の高齢者の負担割合

所得区分	負担割合	
	70～74歳	75歳以上
一定以上（現役並み）所得者	3割	3割
一般・低所得者	2割	1割

う.

　公務員が公務上の災害で就業できない場合も同じ様な制度で所得が補償されている．船員保険で業務上の傷病の場合，傷病手当は労災保険の休業補償と同じ率である．

　傷病手当金，休業補償などを申請するとき，事業主と医師の証明が必要である．

c. その他

　簡易保険，生命保険，損保保険などで，けがや病気のときの所得や，次の項で述べる後遺障害を補償する個人的なシステムがある．これらに加入している人のみが申請し給付をうけるものであるが，一応知っておく必要があろう．

7　障害年金

a. 障害厚生年金

　厚生年金の被保険者がけがや疾病の治療後，障害が残ったとき支給されるものである．具体的には重症の下肢の骨折後の股関節・膝関節・足関節の強直，脊髄損傷後の両下肢麻痺，関節リウマチの関節拘縮，四肢の切断などの障害が該当する．ふつう発症から１年半が経過した時点で申請する．切断の場合は切断の創が治癒すれば申請できる．

　障害等級には１級から３級がある．１〜３級以下の障害が認定されると障害手当として一時金が給付される．障害厚生年金の受給が開始されると，四肢切断以外の障害では，３〜４年に１回障害の現況届を提出しなければならない．申請窓口は社会保険事務所．

b. 障害基礎年金

　国民年金の被保険者に前述のような障害が生じた場合支給されるものである．

障害等級表は障害厚生年金と同じであるが，1級と2級の障害が該当する．現況届も障害厚生年金と同じである．

国民年金への加入は満20歳からである．したがってそれ以前に生じた障害（先天性の障害のことが多い）については満20歳になった時点で障害基礎年金が支給される．

申請窓口は市町村．

c. 労災障害年金と労災傷病年金

労災の障害等級1級～7級は年金になり，8～14級では一時金であることはすでに述べた．

傷病年金というのは，たとえば頸髄損傷による四肢麻痺のように，たえず医療をうける必要があるような障害に対して給付されるもので，障害年金を受給しながら労災保険で医療がうけられ，障害が1～3級のものが該当する．

第三者行為（交通事故など）により障害年金が支給される場合，第三者から賠償一時金が支払われると，その金額まで障害年金の支給が停止される（3年が限度）．

労災年金受給者に障害厚生年金，障害基礎年金が支給される場合，その方が優先して給付され，労災障害年金の年金額が労働基準監督署長により調整されて給付される．

障害厚生年金と労災の障害年金の障害等級は同一ではない．

労災年金を受給しているもの（切断以外）は毎年現況を報告しなければならない．

d. いろいろな手当

①特別障害者手当

在宅で20歳以上の重度障害者で日常生活において常時介護を要するものに支給される（身体障害者福祉法によるもの）．

②障害児福祉手当

在宅で20歳未満の重度障害児で，日常生活において常時介護を要するものに支給される（身体障害者福祉法によるもの）．

③特別児童扶養手当

20歳未満の重度障害児を扶養している親に支給される（児童福祉法によるもの）．

④児童扶養手当

父親がいない母子家庭か，父親が重度の障害者の場合支給される（母子福祉法によるもの）．

以上のいろいろな手当の申請窓口は市町村である．

8 補装具，日常生活用具，住宅改造

a. 補装具の種目

補装具というのは義肢，装具，車椅子，歩行補助つえなどのように身体機能を補うものをいい，公費支給は社会福祉ファンドとして障害者自立支援法と戦傷病者援護法が，労災ファンドとして労災保険法がある．支給される補装具は義眼，眼鏡，補聴器などいろいろあり，種目は制度により少し異なっている．ここではリハビリテーション医療に関係するものを表7に示す．

身体障害児では補装具の種目が身体障害者より多く，座位保持椅子，起立保持具，頭部保持具などが加わっている．

表7 リハビリテーション医療に関係のある補装具

	種目
障害者自立支援法	義肢，装具，座位保持装置，車椅子，電動車椅子，歩行器，歩行補助つえ，重度障害者用意思伝達装置
労災保険法	義肢，装具，座位保持装置，車椅子，電動車椅子，歩行器，収尿器，歩行補助つえ，褥瘡予防用敷ふとん，介助用リフター，フローテーションパッド（車椅子・電動車椅子用），ギャッジベッド

b. 公費による補装具支給

まず障害者自立支援法による補装具費支給について述べる．

利用者の身体障害者および身体障害児（身体障害者・児）が補装具の購入（修理）を希望するとき，市町村に費用支給の申請をする．市町村が更生相談所などの意見を基に補装具費の支給が適切と認めると，支給が決定される．支給の決定をうけた利用者は，補装具製作業者との契約により，製作業者より補装具の製作（修理）のサービスをうける．

身体障害者が完成した補装具を受け取ると，その購入（修理）の費用を製作業者に支払う．そして市町村に対し費用の90％を請求する．もちろん利用者の経済状態に応じて利用者負担額の減免認定があり，また製作業者による補装具費の代理受領もできる．

補装具に関する医学的・技術的な援助は各都道府県，政令指定都市に設置されている身体障害者更生相談所があたることになっている．

労災保険法では補装具の申請窓口は労働基準監督署であり，利用者に自己負担はない．これを表8に示す．

c. 療養費払いによる補装具の支給

補装具は医療の途中で必要なことも多い．このような場合は医療費で製作される．

表8 補装具申請の窓口，費用負担，医学的判定

	障害者自立支援法	労災保険法
申請窓口	市町村	労働基準監督署
費用負担者	市町村	労働局
医学的判定	身体障害者更生相談所	労災病院，採型指導医
製作	本人が契約する製作業者	

註）骨格義肢の場合，判定医は厚生労働省主催義肢適合判定医師講習会受講者に限る．
　また製作業者にも指定がある．

補装具は製作業者が製作するので患者は一度補装具の費用を製作業者に支払い，その領収書と，医師の装着証明書を添えて各保険者に請求すると保険者の負担分を後で返却してくれる．これが療養費払いである．
　医療費で製作できる補装具の種目は決められており，それについては診療機関で処方・適合判定をする医師が熟知している．

d. 日常生活用具

　日常生活用具の給付（貸与）は障害者自立支援法の市町村地域生活支援事業として行われるようになった．日常生活用具とは，①安全，容易に使用でき実用性が認められ，②日常生活での困難を改善し，自立を支援し社会参加を促進する，③製作，改良，開発に障害に関する専門知識，技術を要し，日常生活用品として一般に普及していないものと定義されている．
　そして表9に示す6種の用具があげられる．

表9　日常生活用具

種目	対象者
①介護・訓練支援用具〔特殊寝台，入浴担架，移動用リフト，訓練いす（児のみ）〕	下肢または体幹機能障害
②自立支援用具〔便器，頭部保護帽，火災報知器，電磁調理器，聴覚障害者用屋内信号装置など〕	下肢または体幹機能障害，上肢障害，平衡障害，視覚障害，聴覚障害
③在宅障害者支援用具〔透析液加温器，ネブライザー，盲人用体重計など〕	腎臓障害，呼吸障害，視覚障害
④情報・意思疎通支援用具〔携帯用会話補助装置，点字タイプライター，聴覚障害者用通信装置，人工喉頭など〕	音声言語機能障害，視覚障害，聴覚障害，喉頭摘出者
⑤排泄管理支援用具〔ストーマ装具，収尿器〕	ストーマ造設者など
⑥住宅改修費〔居宅生活動作補助用具〕	下肢，体幹機能障害，乳幼児期非進行性脳病変

e. 住宅改造

　住宅改造の援助については，地方自治体単独のものがある．おもにトイレや浴室改造を助成する制度で，助成金の上限は決められており，申請窓口は市町村のことが多い．

　労災保険では労働福祉事業の一つに，在宅介護住宅資金の貸し付けがある．申し込みの窓口は，各都道府県にある労災年金相談所である．

　そのほか全国社会福祉協議会が行っている，生活福祉資金貸付制度の中に住宅資金の貸し付けがある．窓口は各市町村の社会福祉協議会である．

　いままで述べた社会資源については「社会保障の手引き（社会福祉振興・試験センター発行）」，「労災保険労働福祉事業要覧（労働基準調査会発行）」を参考にするとよい．

　以上いろいろな社会資源について述べた．これから述べる「職業復帰」（81頁），「福祉就労の施設」（94頁），「介護保険」（98頁），「地域リハビリテーション」（103頁）も広い意味での社会資源であるのはいうまでもない．これらはすべて社会保障である．しかしその中で，労災保険は補償（compensation）であり，おなじ発音であるが保障（welfare）とは異なることを付け加えておく．

Ⅸ 職業復帰

1　職業復帰に至るいろいろな過程

　図22にリハビリテーション医療終了後の職業復帰の過程を示した．職場に復帰するとき，雇用が継続している場合と，雇用関係がない場合（失業）とがある．

　雇用が継続している場合には，原職復帰，原職場・配置転換，職業訓練・短期課程をうけて原職場・配置転換がある．

　この場合，MSWが復職する障害者に必要なことを雇用主（産業医を含めて）と相談しなければならない．産業医も障害者雇用についてその制度，雇用された障害者の労働衛生管理について十分な知識をもつ必要がある．

　雇用関係がない，失業の場合には，職業訓練（職業リハビリテーション），福祉工場，在宅就労（self-employment）がある．

　ゴールが在宅就労の場合，わが国では「職業リハビリテーション」の範疇に入っていないし，後に述べる法定雇用率にも含まれていない．

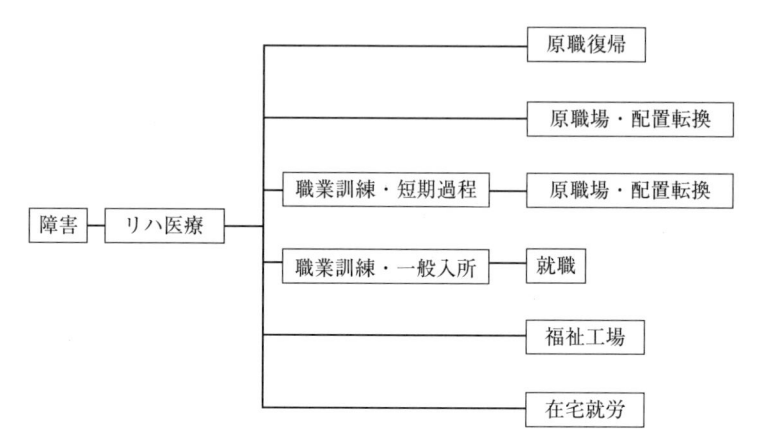

図22 職業復帰へのいろいろな過程

```
障害 ─ リハ医療 ┬─────────────────── 原職復帰
              ├─────────────────── 原職場・配置転換
              ├─ 職業訓練・短期過程 ─ 原職場・配置転換
              ├─ 職業訓練・一般入所 ─ 就職
              ├─────────────────── 福祉工場
              └─────────────────── 在宅就労
```

2　職業リハビリテーションの施設

a. 障害者職業能力開発校

　全国に国立が13校，県立が6校ある．表10, 11に紹介しておく．訓練科目は各校によって異なる．＊印のあるところでは知的障害者の訓練科目もある．

　中央障害者職業能力開発校（国立職業リハビリテーションセンター）と吉備高原障害者職業能力開発校（国立吉備高原職業リハビリテーションセンター）とは高齢・障害者雇用支援機構（元日本障害者雇用促進協会）が運営している．

　訓練期間は原則1年，臨床検査科（兵庫障害者職業能力開発校）のみ3年．ただし，必要に応じ1年を限度に延長できる．

　入所の窓口は公共職業安定所（ハローワーク）である．ただし中央障害者職業能力開発校（国立職業リハビリテーションセンター）に入所する場合の窓口は福祉事務所を経て，まず厚生省所管の国立身体障害者リハビリテーションセンター・更生訓練所へ入所しなければならない．更生訓練所へ入所した身体障害者のうちから中央障害者職業能力開発校へ

表10　国立障害者職業能力開発校

名称	所在地	電話番号
＊北海道障害者職業能力開発校	砂川市焼山60	0125-52-2774
＊宮城　　　〃	仙台市青葉区台原5-15-1	022-233-3124
＊中央　　　〃 （国立職業リハビリテーションセンター）	所沢市並木4-2	04-2995-1711
＊東京　　　〃	小平市小川西町2-34-1	042-341-1411
＊神奈川　　〃	相模原市桜台13-1	042-744-1243
＊石川　　　〃	石川郡野々市町末松2-245	076-248-2235
愛知　　　〃	豊川市一宮町上新切33-14	0533-93-2102
＊大阪　　　〃	堺市城山台5-1-3	072-296-8311
＊兵庫　　　〃	伊丹市東有岡4-8	072-782-3210
＊吉備高原　〃 （国立吉備高原職業リハビリテーションセンター）	岡山県加賀郡吉備中央町吉川7520	0866-56-7236
＊広島　　　〃	広島市南区宇品東4-1-23	082-254-1766
＊福岡　　　〃	北九州市若松区大字蜑住1728-1	093-741-5431
＊鹿児島　　〃	薩摩川内市入来町浦之名1432	0996-44-2206

表11　県立障害者職業能力開発校

名称	所在地	電話番号
＊青森県立障害者職業訓練校	弘前市緑ヶ丘1-9-1	0172-36-6882
＊千葉県立障害者高等技術専門校	千葉市緑区大金沢町470	043-291-7744
＊静岡県立あしたか職業訓練校	沼津市宮本5-2	055-924-4380
＊愛知県立春日台職業訓練校	春日井市神屋町713-8	0568-88-0811
＊京都府立城陽障害者高等技術専門校	城陽市中芦原59	0774-54-3600
＊兵庫県立障害者高等技術専門学院	神戸市西区曙町1070	078-927-3230

　の入所者が選考される．

　訓練科目は，コンピュータ関係（OA，設計等），事務，服飾・被服，製版・印刷，彫金，木工，機械，電気などである．

b. 職業能力開発校の一般入所と短期課程

一般入所は身体障害者が失業の状態にある場合である．これは障害者職業能力開発校の正規の課程といえよう．

短期課程とは雇用関係が継続している身体障害者が原職場復帰・配置転換を目的として，短期間職業訓練をうける課程をいうもので，技能向上訓練ともいわれていた．したがって，短期課程は雇用主と障害者職業能力開発校との間で合意が必要である．期間は最長6カ月であるが雇用主の希望に影響される．雇用関係があるので賃金は雇用主の責任で支払われる（休業補償などを含む）．短期課程は障害者職業能力開発校19校の内16校で行われている．

c. 障害者職業能力開発訓練施設

全国に21施設，対象者が身体障害者（肢体障害）の施設は10カ所ある．これも表12に示しておく．入所の窓口は公共職業安定所（ハローワーク）で，入所期間は3月～2年と施設により異なり，入所の時期もいろいろである．

訓練科目はOA事務，情報処理，構内電話交換，機械，NC放電加工，NCソフト，自動車運転，システム設計，データベース設計がある．

d. 高齢・障害者雇用支援機構（元日本障害者雇用促進協会）

この協会は次の5種類のセンターを運営している．それぞれの施設と業務について述べる．
①障害者職業総合センター（千葉市美浜区若葉町3-1-3, 043-297-9000）
　　職業リハビリテーション部：　業務指導，管理業務，養成・研修
　　企画部・各研究員：　調査研究，情報提供
　　職業センター：　「先駆的職リハサービス」職業評価，職業指導，
　　職業準備訓練，職業講習，職業レディネス指導事業，事業主援助
②国立職業リハビリテーションセンター（中央障害者職業能力開発校）
　　職業評価，職業指導，職業適応指導，職業訓練

2 職業リハビリテーションの施設

表12 障害者職業能力開発訓練施設

名称	所在地	電話番号
東厚生会　身体障害者運転能力開発訓練センター	新座市堀ノ内2-1-46	048-481-2711
障害者職能訓練センター	杉並区和田1-5-18 アテナビル2階	03-3381-2289
アビスト　ABIST障害者教育訓練センター	豊島区高田3-14-29 ABISTテクノデザインカレッジ	03-3987-1481
日本キリスト教奉仕団　アガペ第一作業所	座間市小松原2-10-14	046-254-7111
愛知リハ・アクセル自動車学校	瀬戸市上之山町2-172-1	0561-21-0202
大阪市障害者福祉・スポーツ協会　大阪市職業リハビリテーションセンター	大阪市平野区喜連西6-2-55	06-6704-7201
摂津市社会福祉事業団　摂津市障害者職業能力開発センター	摂津市鳥飼上5-2-8	072-653-1212
吉備NC能力開発センター	岡山県加賀郡吉備中央町竹部1973	0866-56-8282
ビーシーラーニングシステムズ　長崎情報技能開発センター	長崎市御船蔵町1-9	095-816-1670
熊本ソフトウェア　身体障害者ソフトウエア開発訓練センター	熊本県上益城郡益城町田原2081-28	096-289-2100

③国立吉備高原職業リハビリテーションセンター（吉備高原障害者職業能力開発校）

　　職業評価，職業指導，職業適応指導，職業訓練

④せき髄損傷者職業センター（福岡県飯塚市大字伊岐須字道坂550-4，0948-24-7500）

　　職業評価，職業指導，作業指導

⑤地域障害者職業センター（各都道府県に52カ所）

　　職業評価，職業指導，職業準備訓練，職業講習，職域開発援助事業，事業主援助

⑥障害者就業・生活支援センター

　　平成18年4月現在110カ所あり，就業に伴う日常生活，社会生活

上の相談・支援を行う．

職業リハビリテーション施設の入所窓口は先に述べたように，公共職業安定所であるが，入所判定は地域職業センターに公共職業安定所が依頼して行う．

地域障害者職業センターを表13に示しておく．

表13 地域障害者職業センター

都道府県名	所在地	電話番号
北　海　道	札幌市北区北24条西5-1-1　札幌サンプラザ5階	011-747-8231
旭川支所	旭川市4条通8丁目右1号　ツジビル5階	0166-26-8231
青　　　森	青森市緑二丁目17番地の2	017-774-7123
岩　　　手	盛岡市青山4-12-30	019-646-4117
宮　　　城	仙台市宮城野区幸町4-6-1	022-257-5601
秋　　　田	秋田市川尻若葉町4-48	018-864-3608
山　　　形	山形市小白川町2-3-68	023-624-2102
福　　　島	福島市腰浜町23-28	024-522-2230
茨　　　城	笠間市鯉淵6528-66	0296-77-7373
栃　　　木	宇都宮市睦町3-8	028-637-3216
群　　　馬	前橋市天川大島町130-1	027-290-2540
埼　　　玉	さいたま市桜区下大久保136-1	048-854-3222
千　　　葉	千葉市美浜区幸町1-1-3	043-204-2080
東　　　京	豊島区東池袋3-1-1　サンシャイン60 8階	03-3989-9651
多摩支所	立川市曙町2丁目38-5　立川ビジネスセンタービル5階	042-529-3341
神　奈　川	相模原市桜台13-1	042-745-3131
新　　　潟	新潟市大山2-13-1	025-271-0333
富　　　山	富山市下飯野新田70-4	076-438-5285
石　　　川	石川県石川郡野々市町末松2-244	076-246-2210
福　　　井	福井市光陽2-3-32	0776-25-3685
山　　　梨	甲府市湯田2-17-14	055-232-7069
長　　　野	長野市中御所3-2-4	026-227-9774
岐　　　阜	岐阜市日光町6-30	058-231-1222
静　　　岡	静岡市葵区黒金町59-6　大同生命静岡ビル7階	054-652-3322
愛　　　知	名古屋市中村区椿町1-16　井門名古屋ビル2階	052-452-3541
豊橋支所	豊橋市駅前大通り1-27　三菱UFJ証券豊橋ビル6階	0532-56-3861
三　　　重	津市島崎町137-1	059-224-4726
滋　　　賀	草津市野村2-20-5	077-564-1641

京　　　都	京都市下京区西洞院通塩小路下る東油小路町 803	075-341-2666
大　　　阪	大阪市中央区久太郎町 2-4-11 クラボウアネックスビル4階	06-6261-7005
南大阪支所	堺市北区長曽根町 130-23 堺商工会議所5階	072-258-7137
兵　　　庫	神戸市灘区大内通 5-2-2	078-881-6776
奈　　　良	奈良市四条大路 4-2-4	0742-34-5335
和　歌　山	和歌山市太田 130-3	073-472-3233
鳥　　　取	鳥取市吉方 189	0857-22-0260
島　　　根	松江市春日町 532	0852-21-0900
岡　　　山	岡山市平田 407	086-243-6955
広　　　島	広島市東区光町 2-15-55	082-263-7080
山　　　口	防府市岡村町 3-1	0835-21-0520
徳　　　島	徳島市出来島本町 1-5	088-661-8111
香　　　川	高松市観光通 2-5-20	087-861-6868
愛　　　媛	松山市若草町 7-2	089-921-1213
高　　　知	高知市大津甲 770-3	088-866-2111
福　　　岡	福岡市中央区赤坂 1-6-19　ワークプラザ赤坂5階	092-752-5801
北九州支所	北九州市小倉北区萩崎町 1-27	093-941-8521
佐　　　賀	佐賀市天祐 1-8-5	0952-24-8030
長　　　崎	長崎市茂里町 3-26	095-844-3431
熊　　　本	熊本市大江 6-1-38	096-371-8333
大　　　分	別府市上野口町 3088-170	0977-25-9035
宮　　　崎	宮崎市鶴島 2-14-17	0985-26-5226
鹿　児　島	鹿児島市鴨池 2-30-10	099-257-9240
沖　　　縄	那覇市おもろまち 1-3-25　沖縄職業総合庁舎5階	098-861-1254

e. 障害者雇用支援センター

　このほか全国に 14 カ所，都道府県知事指定公益法人の障害者雇用支援センターがある．ここでは職業生活における自立を図るために，継続的な支援を必要とする障害者に対して，職業準備訓練を中心に，就職から職場定着に至るまでの相談・支援を行う．

　障害者雇用支援センターを表 14 に示しておく．

表 14　障害者雇用支援センター

名称	所在地	電話番号
美唄地区障害者雇用支援センター	美唄市東明一条 1-2-1	0126-63-4219
茨城県南部地域障・雇・支・セ	土浦市真鍋新町 1-14	029-827-1104
埼玉県西部地域障・雇・支・セ	川越市脇田町 32-3	049-223-0804
杉並区障・雇・支・セ	杉並区善福寺 1-11-11	03-5382-2081
長野県松本障・雇・支・セ	松本市寿北 7-1-37	0263-85-1820
静岡県西部地域障・雇・支・セ	浜松市鍛冶町 100-1 ザザシティ浜松中央館 5 階	053-413-2532
名古屋市障・雇・支・セ	熱田区千代田町 20-26	052-678-3333
滋賀県障・雇・支・セ	草津市大路 2-11-15	077-563-4005
箕面市障・雇・支・セ	箕面市稲 1-11-2	072-723-8801
姫路市障・雇・支・セ	姫路市御立西 5-6-26	0792-91-6504
広島市地域障・雇・支・セ	広島市西区打越町 17-27 育成会総合福祉センター 5 階	082-537-1088
福岡県障・雇・支・セ	久留米市百年公園 1-1 久留米リサーチセンタービル 3 階	0942-34-4400
熊本障・雇・支・セ	合志市合生 4300	096-242-1681
宮崎障・雇・支・セ	宮崎市大島町北ノ原 1030-1	0985-22-9121

3　法定雇用率

　障害者の法定雇用率を次に示す．これは平成 10 年 7 月に改訂されたものである．
　民間企業
　　　一般事業主……………………………………1.8％
　　　公庫，公団等の一定の特殊法人……………2.1％
　国，地方公共団体
　　　国および地方公共団体………………………2.1％
　　　一定の教育委員会……………………………2.0％
民間事業所が法定雇用率を達成していないとペナルティーを課せられる．

3 法定雇用率

　法定雇用率にカウントされる障害者は，身体障害者手帳または療育手帳を所持している人たちである．身体障害者手帳1，2級の所持者は1人で2人にカウントされる．療育手帳所持者で各都道府県にある障害者職業センターで重度知的障害者と判定された人は1人で2人にカウントされる．このように身体障害者と知的障害者の雇用については現行の「障害者の雇用の促進に関する法律」ではっきりしている．

　しかし本法において「精神障害者」の定義はない．強いていうなれば「精神障害」という表現は，疾病分類上の精神疾患を意味するとともに，精神保健法上の対象を意味するものである．「精神障害者」には同法では入院などの医療措置をうけており，現時点では就労が実際上不可能な人が含まれている．また一方，通院あるいは社会復帰施設を利用する患者であって職業リハビリテーションの対象とするのが適当である人，就労が可能な人も含まれているのである．

　法律では，①精神保健福祉法第45条第2項の規定により精神障害者保健福祉手帳の交付を受けている者，②統合失調症，そううつ病またはてんかんにかかっている者を雇用した場合，これらを身体障害者または知的障害者を雇い入れたものとみなしている．

　2006（平成18）年4月障害者自立支援法が施行されてから，「精神障害者」は法定雇用率にカウントされるようになったが，雇用義務の対象にはなっていない．このように「精神障害回復者」雇用についての援助は，わが国では緒についたばかりだといえよう．

　2001年の厚生労働省の身体障害児・者実態調査の統計によると，18歳以上の身体障害者（在宅）は324.5万人と推計される．肢体不自由53.9％，内部障害26.2％，聴覚言語障害10.7％，視覚障害9.3％である．身体障害者のうち労働年齢（18〜59歳）のものは85.5万人（26.4％）であり，そのうち50〜59歳のものは46.8万人である．

　一方2006年の厚生労働省発表の資料によると，2006年6月現在，全国民間企業の法定雇用率達成度は43.4％で，実雇用率（障害者数／従業員数）は1.52％である．実雇用率は特殊法人1.56％，国2.17％，都

道府県 2.37％，市町村 2.23％であったという．

4 職業復帰の場

a. 一般企業

　一般企業（従業者 300 人以上）はすべて法定雇用率の対象になっており，いわゆる就職または競争雇用である．障害者を雇用した事業主は，たとえば車椅子，電動車椅子，三次元電動車椅子での作業，作業時間内に行う対麻痺の自己導尿のためのトイレの問題などの職場環境に，特別に配慮しなければならない．また産業医も労働衛生上何か問題があれば，事業主に勧告する必要がある．

b. 身体障害者福祉工場

　入所窓口は公共職業安定所で，身体障害者福祉工場には最低賃金法が適用されており，職業復帰と福祉就労との中間の施設といえよう．表 15 に示しておく．

表 15　身体障害者福祉工場

名称	所在地	電話番号
札幌福祉印刷作業所	札幌市西区西町北 15-5-7	011-667-7771
K. P' 96	岩見沢市志文町 301	0126-23-1114
青森福祉工場	青森市大字幸畑字松元 78	017-738-4201
萩の郷工場	仙台市太白区鈎取字御堂平 38	022-244-0115
山形福祉工場	山形市桜田南 1-19	023-641-1136
茨城福祉工場	笠間市鯉淵 6550	0296-77-8155
阿見福祉工場あすなろ	稲敷郡阿見町福田 84-3	029-889-2138
足利愛光園稲岡工場	足利市稲岡町 500	0284-91-3781
身体障害者新座福祉工場	新座市堀ノ内 3-7-31	048-481-2181
東京都葛飾福祉工場	葛飾区金町 2-8-20	03-3600-4001
東京都板橋福祉工場	板橋区高島平 9-42-1	03-3935-2601
東京都大田福祉工場	大田区大森西 2-22-26	03-3762-7611
湘南福祉工場	伊勢原市鈴川 50-3	0463-94-2065
旭原福祉工場	南魚沼郡湯沢町土樽 6368	025-787-2655

石川県身体障害者福祉工場	石川郡野々市町末松 2-239	076-248-0294
たけふ福祉工場	越前市白崎町第 35-10-1	0778-21-3500
長野福祉工場	長野市徳間 1443	026-296-1415
天竜福祉工場	浜松市浜北区於呂 4201-9	053-583-1131
福祉工場こじまキャンパス	豊田市住吉町平和 77-2	0565-53-0311
愛知太陽の家　蒲郡福祉工場	蒲郡市形原町北浜 28-1	0533-57-1611
こじまキャンパスさくら工場	豊田市大成町 2-1	0565-21-8723
身体障害者福祉工場アクティブ鈴鹿	鈴鹿市若松中 1-20-1	0593-85-7878
メイプル滋賀工場	草津市笠山 8-5-149	077-561-6910
京都太陽の家福祉工場	京都市南区上鳥羽塔の森上河原 37-2	075-681-1380
ワークショップエイブル大阪	南河内郡太子町山田 1918	0721-98-4455
兵庫県小野福祉工場	小野市新部町一丁通 1320	0794-66-4570
琴の浦リハビリテーションセンター福祉工場	和歌山市毛見 1437	073-445-5722
和佐福祉工場	和歌山市下和佐 61-4	073-477-5700
ワークセンター島根	松江市矢田町 250-110	0852-22-4105
清風会吉田工場	安芸高田市吉田町竹原 967	0826-43-0611
ワークショップ山口	防府市大字台道 522	0835-32-0069
精神障害者福祉工場ひえだランドリー	下関市稗田中町 9-10	0832-52-7545
福岡福祉工場	粕屋郡新宮町緑ケ浜 1-11-2	092-962-0764
熊本福祉工場	熊本市二本木 3-12-37	096-353-1291
やまなみ福祉工場	阿蘇郡産山村大利字古桑野 657-5	0967-25-2330
太陽の家福祉工場	別府市大字内竃 1393	0977-66-0277
鹿児島身体障害者福祉工場	南さつま市加世田唐仁原 5485	0993-52-0294
沖縄身体障害者福祉工場	国頭郡恩納村字山田 1548-1	098-965-5902

　「Ⅹ 福祉就労の施設」（94 頁）の章で述べるが，障害者自立支援法では「身体障害者福祉工場」は，訓練等給付の中の⑤就労継続支援・Ａ型（雇用型）施設に相当する．したがって将来「身体障害者福祉工場」という名称は変更されるであろう．

c. 重度障害者多数雇用事業所

　全国に広く存在しており，就業している障害者の数は事業所によりいろいろである．中でも地方公共団体と民間企業との共同出資により設立された重度障害者雇用企業は第3セクターといわれ，注目されている．これは平成12年，全国に37カ所ある．

　ここの採用は各事業所の裁量による．採用が決定すれば助成金の関係で公共職業安定所が介在するようになる．

5　福祉就労と職業リハビリテーションとの違い

　福祉就労とは生き甲斐のため授産施設などでいろいろな作業に従事することをいい，経済性は全く考えなくてもよい．福祉就労の施設については後に詳述する（95頁）．

　これに反し，職業リハビリテーションは障害者を一般就労に耐えうる職業人にすることをいう．

　このことは国際的な合意事項であり，リハビリテーション医療関連職種の人でも誤解している場合がある．正確に理解しておかねばならない．

　くり返すようだがわが国では，職業リハビリテーションは就労（雇用）を目的とし自営（self-employment）を目的としていない．

　アメリカでは保護雇用（supported employment）という制度があるようだ．これは障害者を雇用するとき，必要な場合，公費で賃金補給をする制度である．わが国にこの制度はない．

　ドイツでの職業リハビリテーションも日本と大きく異なっているので簡単に述べておく．ドイツ連邦共和国には27の職業リハビリテーションセンターがある（図23）．

　ふつうの職業リハビリテーションセンターの入所者は，現在の職業に従事できなくなり（例えばパン造り職人が小麦粉アレルギーのためとか，理髪職人が洗剤アレルギーのためとかなど），新しい職業を修得せねばならないものである（Umschulung）．この中の1カ所は聴覚障害者を

5 福祉就労と職業リハビリテーションとの違い　　**93**

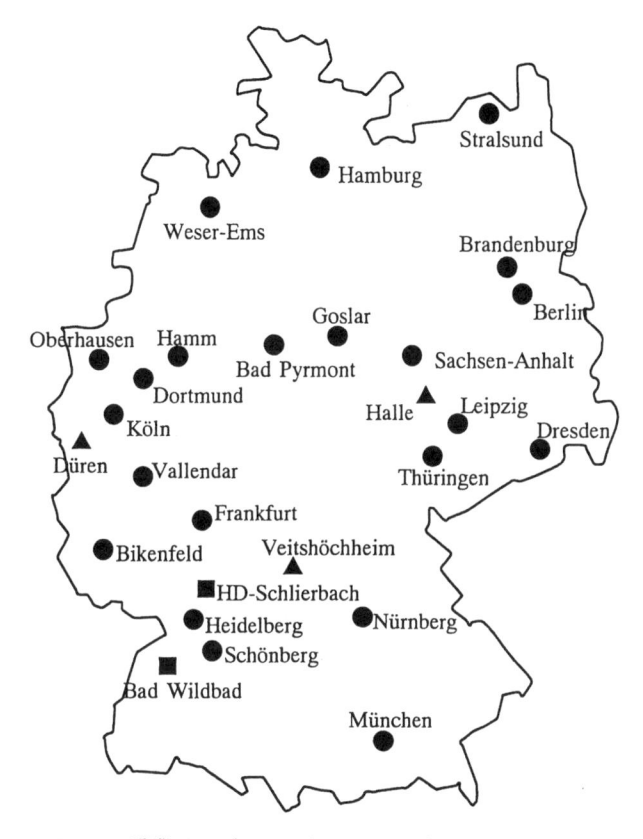

図23　ドイツの職業リハビリテーションセンター
●ふつうの職業リハビリテーションセンター　　　　　　　　　　　　　22
▲視覚障害者の職業リハビリテーションセンター　　　　　　　　　　　3
■いわゆる重度障害者（肢体不自由）の職業リハビリテーションセンター　2

対象としている．

　2カ所の重度障害者の職業リハビリテーションセンターの入所者は脊髄損傷などの重度肢体障害者である．

X 福祉就労の施設

1 障害者自立支援法での施設・事業体系

　障害者自立支援法では従来の施設・事業の体系が大きく変わった．すなわち24時間を通じた施設の生活から，地域と交わる暮らしへとするため，日中活動の場（週5日間）と生活の場（週7日間）が分離されるようになった（表16）．従来の施設は，これからおおむね5年程度の経過措置期間内に表16の体系へと移行するように決められている．また各施設ごとに，利用者像を詳細に示している（障害区分の項参照）．

　ちなみにこれまでの身体障害者施設と対比してみると，①療養介護は重症心身障害児施設，②生活介護は身体障害者療護施設，③自立訓練は身体障害者更生施設，④就労移行支援と⑤就労継続支援・非雇用型は身体障害者授産施設，⑤就労継続支援・雇用型は身体障害者福祉工場になろう．

　居住支援をうける，つまり日中活動の場と生活の場ともに支援がうけられるのは，生活介護利用者と自立訓練または就労移行支援利用者のうち，通所することが困難なものとされている．

表16 日中活動と居住支援

日中活動	介護給付	①療養介護（医療型） ②生活介護（福祉型）
	訓練等給付	③自立訓練 　機能訓練 　生活訓練 ④就労移行支援 ⑤就労継続支援 　A型（雇用型） 　B型（非雇用型）
	地域生活支援事業	⑥地域活動支援センター
居住支援	施設入所支援（障害者支援施設） 居住支援サービス （ケアホーム，グループホーム，福祉ホーム）	

2　障害者自立支援法にもとづく福祉就労の施設

　福祉就労とは雇用の形態をとっていない就労である．授産場（sheltered workshop）といわれる施設での就労である．本質的には，経済性を考えず生き甲斐のため作業をするところである．しかしまれに雇用につながる場合もある．

　現行の身体障害者授産施設（入所・通所）は，就労移行支援の施設か就労継続支援（非雇用型）にあたると考えられる．

　また現在全国に36ある身体障害者福祉工場は就労継続支援施設の雇用型にあてはまる．ここでは最低賃金法が適用されており，職業復帰と福祉就労との中間の施設といえよう．表15（90頁）に示しておく．

3　訓練施設と生活施設

　障害者自立支援法で自立訓練の施設は明確に定義され，すでに述べた

表17 労災リハビリテーション作業所

名称	所在地	電話番号
北海道作業所	美唄市東明 4-2-2-1	0126-63-4248
宮城作業所	宮城郡利府町神谷沢字広畑 9-2	022-255-6105
千葉作業所	長生郡白子町幸治 3201-13	0475-33-2535
福井作業所	鯖江市御幸町 3-8-4	0778-51-4133
長野作業所	諏訪郡下諏訪町社 7001	0266-27-9223
愛知作業所	瀬戸市上之山町 2-184	0561-21-5181
広島作業所	呉市郷原町野路山麓	0823-77-1211
福岡作業所	宗像市大字用山 250	0940-36-3711

ように，これから5年間に新しい体系になっていく．

　現在，中間施設といわれている身体障害者更生施設は，自立訓練の機能訓練に相当することになる．国立身体障害者リハビリテーションセンターの更生訓練所は身体障害者更生施設と同じと考えてよい．人数としては少ないが，中間施設の訓練で職業リハビリテーション施設に入所可能となる身体障害者もいる．

　また，中間施設で訓練を受けた後，就労移行支援，就労継続支援（非雇用型）の施設に入所できる身体障害者もいる．

　これら訓練等給付の施設は原則として通過施設である．

　生活施設は従来，身体障害者療護施設があったが，障害者自立支援法では生活介護の施設とされ，利用する身体障害者の障害程度がかなり具体的に示されている．

　労働災害による身体障害者のために，全国に8カ所労災リハビリテーション作業所がある．これも労災保険で設置された授産施設と理解すればよい．入所窓口は労働基準監督署である．表17に労災リハビリテーション作業所を示しておく．

　表17のうち北海道作業所と広島作業所は平成19年度で廃止されることになっている．

　労災保険による生活施設には労災ケアプラザがある．現在，全国

表18　労災ケアプラザ

名称	所在地	電話番号
ケアプラザ岩見沢	岩見沢市日の出町 520-4	0126-25-9001
ケアプラザ富谷	宮城県黒川郡富谷町明石台 4-8-1	022-772-3311
ケアプラザ四街道	四街道市中台 511	043-433-0120
ケアプラザ瀬戸	瀬戸市山手町 294-5	0561-85-5400
ケアプラザ堺	堺市南区城山台 5-2-1	0722-91-7989
ケアプラザ呉	呉市神山 2-1-15	0823-34-5577
ケアプラザ宇土	宇土市松原町 243	0964-23-2211
ケアプラザ新居浜	新居浜市阿島 1-3-12	0897-67-1122

に8カ所あり，(財)労災ケアセンター（千代田区神田錦町2丁目9番地，コンフォール安田ビル3F，03-3293-8051）が統括している．入所窓口は各労災ケアプラザか労災ケアセンターである（表18）．

XI 介護保険

1 判定と措置，契約

「わが国の社会保障体系」の項（69頁）で述べたように，わが国では希望する社会福祉のサービス（措置）をうけるには，相当する機関で判定をうけるというシステムで行われてきた．重度の身体障害者が，身体障害者療護施設に入所を希望したときを例に考えてみよう．まず重度身体障害者は措置権者である市町村の窓口に，入所を申請する．市町村は入所が適当であるかどうかわからないので，身体障害者更生相談所に，入所の適否について判定を依頼する．適と判定されれば，措置権者は空きのある身体障害者療護施設を選び，入所という社会福祉サービス（措置）を行う．このようにわが国の社会福祉は，「判定と措置」がシステムとして実施されてきた．そして一つの措置に対して判定は1回であった．

ところが平成12年4月に介護保険が施行されてから，このシステムが大きく変わった．介護保険では，介護保険のサービスをうける側と，サービスを提供する側の間で「契約」を交わすようになった．そして要

介護と認定されても，6カ月に1回介護度を評価し，見直すようになっている．

具体的には，ある老人が要介護3と評価され，施設サービスを希望した場合，入所する施設と入所した老人との間で，うけるサービスについて契約を交わすことになったのである．サービスに要する費用はもちろん介護保険から支払われる．在宅でうけるサービスも，同じように契約が交わされる．

平成18年度より障害者自立支援法が施行され障害者への福祉サービスは全て「判定と措置」から「契約（利用制度）」へとなった．

「判定と措置」という表現は，うける社会福祉サービスがワンパターンで，お仕着せのようなイメージがある．現在老人の介護サービスは一元的でなく，メニューがいくつか用意されており，受益者が選択できるので「契約」という方向性が示されたのだと思われる．しかしわが国は契約社会でない伝統があり，社会福祉の場で「契約」というシステムが根づくのにはかなりの時間がかかるのではなかろうか．また「契約」が「判定と措置」に代わってゆくにしても，「判定」に見合う障害の評価システムは必要であろう．

2　介護度の評価

介護保険の被保険者は40歳以上で，対象は65歳以上の老人である．40〜65歳でも一定の疾患（初老期認知症，脳血管疾患，筋萎縮性側索硬化症，パーキンソン病，脊髄小脳変性症，シャイ・ドレーガー症候群，糖尿病性腎症・糖尿病性網膜症・糖尿病性神経障害，閉塞性動脈硬化症，慢性閉塞性肺疾患，両側股関節または膝関節の著しい変形を伴う変形性関節症，関節リウマチ，後縦靱帯骨化症，骨折を伴う骨粗鬆症，早老症，末期癌）であれば，介護保険のサービスがうけられる．

介護保険の申請をうけつけた市町村は，自立，要支援1，2，要介護1〜5のどれに相当するかを認定する．

認定に当たって，都道府県・政令都市が認定した市町村職員（居宅介護支援事業等に委託可能）が，基本調査（82項目）と特記事項を調査する．そして主治医が意見書を作成する．基本調査はコンピュータで処理され介護度を判定する．これが一次判定である．

特記事項，主治医意見書，一次判定の三つは市町村に設置された介護認定審査会に提出される．そして審査され介護度と認定の有効期間（6カ月ごと2年まで）が決められる．認定された介護度に不服があるとき，異議を申し立てる制度もある．

障害者自立支援法で，介護保険と同様に，障害者にも障害程度区分が行われるようになった．市町村の認定調査員が106項目（うち76項目は介護保険と同じ）と特記事項を調査する．これが一次判定である．一次判定，医師意見書，特記事項をあわせて，市町村の障害程度区分判定に係る審査会で非該当，区分1～区分6を決め，同時に認定の有効期間（3カ月以上3年以内）も決める．

認定に不服があるとき，介護保険と同様に異議が申し立てられる．

介護保険では介護度に応じ，障害者自立支援法では障害程度区分に応じ，うけられるサービスが決められている．

3 介護保険による居宅サービス

介護保険が支払う額は，うけるサービスごとに決められている．また居宅サービス，ショートステイは，介護度によって限度額が決まっている．表19にサービスの内容と，それを提供する職種，申請窓口を示す．表中にある介護職には訪問介護以外特別な資格は必要ない．居宅サービスの内容の詳細は専門書を参考されたい．

福祉用具の貸与および購入費支給には，ケアマネジャーのケアプランが必要である．

貸与されるものは，車椅子，車椅子付属品，特殊寝台，特殊寝台付属品，褥瘡予防用具，体位変換器，手すり，スロープ，歩行器，歩行補助

表19 介護保険による居宅サービス

サービスの内容	サービスを提供する職種，申請窓口
訪問介護（ホームヘルプ）	ホームヘルパー，介護福祉士
訪問入浴	看護師，介護職
訪問リハビリテーション	PT, OT, ST
訪問看護	看護師，PT, OT, ST, 保健士
通所リハビリテーション（デイケア）	認可をうけた施設に通所
通所介護（デイサービス）	認可をうけた施設に通所
短期入所サービス（ショートステイ）	認可をうけた施設に短期間入所
居宅療養管理指導	医師，歯科医師，薬剤師，管理栄養士，歯科衛生士，保健師，看護師
居宅介護支援（ケアマネジメント）	ケアマネジャー
福祉用具貸与及び購入費支給	市町村窓口に申請
住宅改修の補助	市町村窓口に申請
有料老人ホーム等での介護	看護師，介護職員など
認知症対応型共同生活介護（認知症性老人向けグループホーム）	介護職員，ケアマネジャー

つえ，認知症老人徘徊感知機器，移動用リフトなどである．要介護認定をうけている人（要支援1, 2, 要介護1はのぞく）がこれらのものを希望したとき，たとえ身体障害者手帳を所持していても，原則的に介護保険が優先する．介護保険では市町村が貸与するのでなく，指定を受けた専門業者が貸与し，介護保険が専門業者に支払うようになっている．

購入費支給の対象は，腰掛け便座，特殊尿器，入浴補助用具，簡易浴槽，移動用リフトのつり具などである．

4 介護保険の施設

住宅改修費は上限20万円で支給される．
要介護1以上に認定されたものは，希望により施設に入所できる．施設には3種類ある．それらは，
①介護老人福祉施設（特別養護老人ホーム）

②介護老人保健施設（老人保健施設）
③介護療養型医療施設
である．

　介護療養型医療施設とは，介護保険で指定をうけた，長期療養に適した医療・介護スタッフのいる病棟で，いわゆる老人病院などである．これは将来なくなる方向に向かっている．

　①，②，③の施設に入所した場合，介護保険が施設に支払う額は，介護度により決められている．

5　介護保険とリハビリテーション医療

　居宅サービスには訪問リハビリテーション，通所リハビリテーションがある．このいずれの内容も理学療法と作業療法で，PT，OT，ST が担当する．しかし，これらはケアマネジャーが作成するケアプランに従うものである．ケアプランに訪問リハビリテーションが組み入れられると，ケアマネジャーから，計画的な医学的管理を行っている医師（かかりつけ医）へ理学療法，作業療法の指示の依頼が行われる．その指示にもとづいて PT，OT，ST が訪問するのである．この場合，ケアマネジャーは訪問リハビリテーションの適応，その効果の判定，実施期間を厳密に考えるであろうが，ケアマネジャーにその能力を期待してよいだろうか．通所リハビリテーションの施設は，たいていの場合，老人保健施設であり，医師が直接 PT，OT，ST に指示できる．

　かかりつけ医も老人保健施設の医師も，必ずしもリハビリテーション医療の専門医ではない．

XII 地域リハビリテーション

1 ノーマライゼーション

　「ノーマライゼーション」は,障害のあるものが障害のないものと同じように生活でき,活動できる社会を目指す理念である.言い換えると,「障害のレベル」の項（6頁）で述べた,障害者が地域社会で生活するときの社会的不利を,できるだけ少なくし,社会に参加することである.だから「完全参加と平等」と表現されることもある.この理念は,1950年代デンマークで,知的障害児の親の会が始め,その後スウェーデンやアメリカで発展したものである.
　「生存権」の項（68頁）で生存権について述べたが,「ノーマライゼーション」の理念は,社会の成熟に伴う障害者の生存権の発展であると,考えられないだろうか.この理念を達成するためには,障害者の就学,就職,結婚などのときの偏見や差別をなくすこと,障害者の生活条件や環境条件を整備することが要求される.公的な施設に,バリアーフリーな環境を整備しようとすれば,費用がかかるであろうし,それなりのマンパワーも必要になる.

マンパワーについて西欧社会ではどのようになっているのか，私の経験したことを述べておこう．

ドイツの友人の家を訪問したときのことである．一緒に話していた友人の息子に，電話がかかってきた．どうしたのかと聞くと，これから障害者をオペラハウスまで運び，オペラが終わったあと迎えにゆくという．よく聞いてみると，この息子は国民の義務である兵役が終わり，その後一定期間社会奉仕（Sozialdienst）をしなければならないという．つまり兵役と社会奉仕がセットで国民の義務になっているらしい．社会奉仕にはいろいろなメニューがあり，ノーマライゼーションのために地域社会で奉仕する場合，病院，老人，子供，障害者の施設でボランティアをする場合などがあるということだった．

「ノーマライゼーション」を実現するためには，地域社会がみんなで可能なシステムを作っていかねばならないように思える．わが国でも近年，行政が中心になって「ノーマライゼーション」が考えられているようだが，わが国の社会に最も適したシステムが確立するまでにはかなりな紆余曲折が予想されよう．

2 地域リハビリテーション

Community Based Rehabilitation（CBR）という言葉がある．地域リハビリテーションと訳されている．この用語は社会資源の乏しい発展途上国を対象として用いられた．WHOは1981年地域リハビリテーションを，「地域社会のレベルにおいて，障害者自身，その家族，そして地域住民全体を包含した地域社会の資源を用い，かつそれを育成するためにとられる措置を含めたものである．」と定義した．

その後この概念は先進諸国にも適応できるものと考えられ，1994年ILO, UNESCO, WHOが共同して次のように定義した．

「地域リハビリテーションは，障害をもったすべての人たちのリハビリテーション，機会の平等，社会統合（social integration）のために，

地域発達の中に含まれる一つの戦略（strategy）である．地域リハビリテーションは，障害者自身，その家族，地域社会と適切な保健，教育，職業的サービス，社会的サービスとを結合させるような努力を通じて実行される．」

戦略（strategy）とは戦術（tactics）と対をなす言葉で，地域リハビリテーションの戦術にはバリアフリー，特殊学級，授産場，生活支援のためのヘルパー，障害者のための施設などいろいろなことが必要になる．

またこの戦略の対象はあらゆる年齢の障害者（精神障害者，知的障害者，身体障害者）である．

こうしてみると，地域リハビリテーションにおいてリハビリテーション医療の手段（理学療法，作業療法など）は重要な戦術の一つではあるが，主体ではない．そのことをよく理解しておこう．

3 わが国における地域リハビリテーション

わが国での地域リハビリテーションの変遷は最近出版された「地域リハビリテーション白書2」で詳しく知ることができるが，以上述べたものとだいぶん異なるように思える．

人口の急激な老齢化に伴い，1970年代初期に保健師の訪問活動が始められ，それにPTやOTの老人機能訓練事業が加わったのがわが国での地域リハビリテーションの始まりであるようだ．その後老人保健法が施行され，デイケアが行われるようになり，老人の医療施設が関わり合うようになってくる．もちろん，身体障害者更生相談所，知的障害者更生相談所，児童相談所，公共職業安定所などの活動はそれ以前より現在まで続いている．

つまり「地域リハビリテーション」のいくつかの戦術は，ずいぶん以前から行われていたといえる．しかし，それらを統合する「地域リハビリテーション」の戦略はあまり考えられていなかったように思える．

現在わが国で「地域リハビリテーション」と称して実践されているも

のは，理念はともかくとして，在宅で障害をもった老人に対する老人施設中心の活動が主流であるようだ．だからリハビリテーション医療が関わり合う場面が多いのであろう．それはそれとして，十分価値があり，意味もあることである．

　しかし，障害をもったすべての人たちのための「地域リハビリテーション」が，理念ではあれ，考えられるようになっているのだから，わが国でもその方に向かう広い意思統一が必要であろう．

XIII 「リハビリテーション」という言葉

1　広い意味で使われる「リハビリテーション」

　今までいろいろ述べてきたが,「リハビリテーション」という言葉はいろいろな場面で使われていることがわかった．ここで「リハビリテーション」という言葉の使われ方を具体的に考えてみよう．社会一般のみでなく，リハビリテーション医療関係者の間でも「リハビリテーション」はいろいろな意味に使われ，ときにはかなり曖昧に用いられている場合もある．

　リハビリテーションの対象はすべての年代の障害者である．「障害の種類」の項（5頁）で述べたように，障害には精神障害者，知的障害者，身体障害者の3つのグループがあり，障害の質によって対応するリハビリテーションの考え方も，方法も変わってくるのは当然である．

　また，リハビリテーションには，医学的なものから社会的，経済的なものにまたがる広い分野があり，用語としてはリハビリテーション医療，教育的リハビリテーション，職業リハビリテーションなどがある．これらの違いは，障害への対応を「障害のレベル」の項（6頁）で述べた

impairment（機能障害，形態異常），disability（能力障害），handicap（社会的不利）のどのレベルで考えるかによるものである．

　この二つの事柄を，混然と表現する「リハビリテーション」が，最も広い意味の言葉であろう．

　ついでに述べておくが，今日「保健，医療，福祉」という言葉もよく使われている．「保健」と「医療」は比較的限定した意味をもっているが，「福祉」は前の二つに比べると非常に曖昧な表現である．日本国憲法には「公共の福祉に…」という記述があり，「福祉」という言葉をはっきり限定している．「保健，医療，福祉」と並べて用いるときの「福祉」は，正しく表現すると「社会福祉」になるべきであろう．単に「福祉」といえば，国民全体に関わり，上水道，下水道，住宅，環境問題から保健，医療まで範囲の広いものになる．このこともよく理解しておく必要があろう．

2　身体障害者（肢体障害者）に使われる「リハビリテーション」

　脊髄損傷で対麻痺（両下肢麻痺）になった高校生がリハビリテーション医療をうけて復学・卒業し，次に職業リハビリテーションをうけて就職し社会で自立できた場合，「リハビリテーションを終えて社会復帰した」と表現する．これは身体障害者に使われる，広い意味での「リハビリテーション」であろう．

　リハビリテーション医療はふつう病院など医療施設で行われる．そして，医師，看護師，セラピスト，MSWなどが診療を担当する．「リハビリテーション」は，このようなリハビリテーション医療を指す場合が次に広い意味での使われ方であろう．たとえば，脳出血で入院し血腫を手術的に除去したが，片麻痺が残り，理学療法，作業療法，言語療法などをうけ，自宅で生活できるようになった場合，「残った障害である麻痺のリハビリテーションを行い，自宅でADLが自立した」と表現する．このときの「リハビリテーション」はリハビリテーション医療を指す．

2 身体障害者（肢体障害者）に使われる「リハビリテーション」

　さらに「リハビリテーション」は，理学療法，作業療法，言語療法などの治療そのものを指していう場合がある．「リハビリテーション治療」というのが適当かもしれない．入院中の片麻痺の患者に「そろそろリハビリに行く時間ですよ」といえば，これらの治療法による訓練全般を指している．

　また最も狭い意味として理学療法，作業療法の一部分である物理療法（ホットパックや電気治療など）や運動療法（関節可動域訓練，筋力増強訓練，指の巧緻性訓練など）を指していう場合がある．骨折で3カ月ギプス固定をし，骨癒合が完成した後，医師が「あとはリハビリしかありません．よく動かして頑張ってください」というようなとき，「リハビリ」は整形外科的後療法を指している．さらに極端な場合，ホットパックや頸椎の牽引などの物理療法を指して「リハビリ」という場合もある．

　また最近リハビリテーション医療の分野で，急性期リハビリテーション，回復期リハビリテーション，維持的リハビリテーションという表現がよく用いられている．前二者の表現は，セラピストが障害発生からのどの時期で関わることができるかということをもとに，用いられているように思える．そして維持的リハビリテーションは，一度獲得した能力が低下しないように行う理学療法，作業療法をいっているようである．たしかに，障害者が定期的に通院しセラピストに接するという心理的支持要素は大きいものの，実質的な意味はあまり期待できない場合が多い．「リハビリテーション」というより「ハビリテーション」の意味合いが強い．

　このように「リハビリテーション」という言葉は，実際にいろいろな使われ方をしている．リハビリテーション医療のスタッフは，リハビリテーション医療の内容，理念を十分認識するとともに，「リハビリテーション」という言葉の使われ方をよく知っておかねばならない．このことはリハビリテーション医療のスタッフ相互間の理解に必要であるとともに，スタッフが障害者やその家族に「リハビリテーション医療」を理解してもらうときに重要である．

付．参考図書

本書よりさらに詳細な知識が必要なときのために，代表的な参考図書を紹介しておく．

「神経疾患のリハビリテーション，平井俊策編，南山堂，1984年」：麻痺のことが詳しく記載してある．

「標準リハビリテーション医学　第2版，津山直一監修，医学書院，2000年」：

「最新リハビリテーション医学　第2版，米本恭三監修，医歯薬出版，2005年」：

「現代リハビリテーション医学　第2版，千野直一編，金原出版，2004年」：

この3冊はリハビリテーション医療のあらゆることが詳細に記述してある．

「リハビリテーション診療必携　第3版，渡辺英夫編著，医歯薬出版，2003年」：リハビリテーション医療の評価と，治療技術が実際的に詳述してある．

「日常生活活動（動作）―評価と訓練の実際―　第3版，土屋弘吉・今田拓・大川嗣雄編集，医歯薬出版，1992年」：日常生活動作のことが詳述してある．

「義肢，武智秀夫・明石謙著，医学書院，1991年」：義手義足の専門書．

「装具　第3版，武智秀夫・明石謙著，医学書院，1996年」：装具の専門書．

「看護過程に基づくリハビリテーション看護（JJN スペシャル No28, 武智秀夫編集, 医学書院, 1992 年」：リハビリテーション看護の理念と実際が詳述してある．

「義肢装具とリハビリテーションの思想, 武智秀夫著, 創造出版, 1995 年」：人権思想の歴史（社会権など）とリハビリテーション（義肢装具）の発達の関係が述べられている．

「社会保障の手引き―施策の概要と基礎資料―, 厚生省社会・援護局監査指導課監修, 社会福祉振興・試験センター」：法律にもとづいて国が行う社会福祉全般にわたり解説してある．毎年新しいものが出版されている．

「労災補償・障害認定必携, 労働省労働基準局監修, 労働福祉共済会, 2006 年」：労災障害認定の解説書．

「労災保険労働福祉事業要覧, 労働省労働基準局監修, 労働基準調査会, 1996 年」：義肢装具の支給など労働福祉事業の解説書．

「障害年金と診断書, 障害基礎年金, 障害厚生年金, 社会保険庁監修, 年友企画, 1998 年」：障害基礎年金, 障害厚生年金の診断書の記載方法, 請求手続きなどの解説書．

「身体障害者手帳診断書作成マニュアル, 日本整形外科学会編, 金原出版, 1995 年」：身体障害者手帳のための診断書記載方法の解説．

「地域リハビリテーション白書 2, 澤村誠志監修・編集, 三輪書店, 1998 年」：地域リハビリテーションの解説, わが国での変遷と現状の紹介書．

「心理学」の書物は多いが, リハビリテーション医療に直ちに役立つものは見い出しえなかった．「介護保険」に関する参考書は, 現在非常に多く出版されている．これらの理由で, ここでは紹介しない．

「職業リハビリテーションの施設」をまとまった形で紹介した書物も, 見い出しえなかったので, 本文中に記載した．

索引

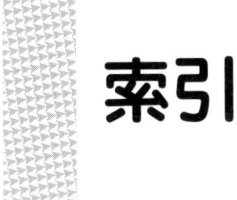

欧文

ADL 基本動作　51
ADL 訓練　52
disability（能力障害）　6, 12
handicap（社会的不利）　6, 12
ICF（国際生活機能分類：国際障害分類）　6, 12
ICIDH（国際障害分類）　6
impairment（機能障害，形態異常）　6, 12
social skill（俗に言う世渡りのすべ）　38
SOHO　56

あ

アセスメント　59, 61
アフターケア，労災保険の　71
アライメント，義手，義足の　54

い

インテーク面接　57, 61
インフォームドコンセント　35
──，リハビリテーション医療の　66
医師　49
医療ソーシャルワーカー（MSW）　57
医療費　69
──の公費助成　73
意志　40
育成医療　73
一般企業　91

う

運動学　19
運動失語　18
運動失調　15
運動麻痺　14
運動療法　51

え

嚥下障害　53

お

置き換え（防衛機制）　43
温熱療法　51

か

カウンセリング　58, 62
下位運動ニューロン　14
下腿義足　54
下腿切断　20
介護度　99
介護保険　98
──とリハビリテーション医療　102

介護保険(つづき)
　—— による居宅サービス　100
　—— の施設　101
介護療養型医療施設　102
介護老人福祉施設　101
介護老人保健施設　102
介助浴槽　32
解決への努力期(障害の受容)　47
学習　40
片麻痺　17
肩関節離断　20
活動制限　10
葛藤　43
滑液　19
滑膜　18
仮合せ, 義肢装具の　53
完全参加と平等　103
看護過程　59
看護介入　59
看護診断　59
看護師　58
　—— の自由裁量　58
感覚失語　18
感情(情動, 情緒)　38
関節可動域　19
関節軟骨　19
関節の障害　18
関節包　18
環境制御装置(ECS)　56
観念運動失行　18
観念失行　18

き

気質　40
起座, 移動の障害　28
機能障害(構造障害を含む)　10
機能障害, 形態異常(impairment)　6, 12
機能的作業療法　51
義肢装具士(PO)　53

義肢装具
　—— の仮合せ　53
　—— の処方　53
　—— の適合検査　53
義足　29
休業補償　74
共済保険　70
教育権　25
強直　20
筋原性麻痺　17
筋電義手　54

く

車椅子　29
訓練施設　95
訓練達成目標設定　50, 51

け

ケアマネジャー　102
契約　98
痙性麻痺　15
健康保険　70
言語中枢　18
言語聴覚士(ST)　52
言語聴覚療法　50, 52
言語評価　52
言語療法過程　52
原職場・配置転換　81
原職復帰　81

こ

コーピング　42
コミュニケーション機器　34
コミュニケーションの障害　34
ゴールと期間の設定, リハビリテーション医療の　64
股関節離断　20
股義足　54

索引 **115**

呼吸障害　*25*
固縮　*15*
公共職業安定所　*86*
公費による補装具支給　*78*
更衣の障害　*32*
更生医療　*73*
拘縮　*20*
拘束性換気障害　*25*
後期高齢者医療制度　*74*
高額療養費　*69*
高次脳機能障害　*16*
高齢・障害者雇用支援機構（元日本障害者雇用促進協会）　*84*
構音障害　*18*, *52*
構成失行　*18*
合理化（防衛機制）　*43*
国際障害分類（ICIDH）　*6*
国際生活機能分類：国際障害分類（ICF）　*6*, *12*
国民健康保険　*70*
国立吉備高原職業リハビリテーションセンター　*85*
国立職業リハビリテーションセンター　*84*
骨形成不全症　*24*
混乱期（障害の受容）　*47*

さ

サイム切断　*20*
作業用義手　*53*
作業療法　*51*
作業療法過程　*51*
作業療法士（OT）　*51*
最終評価　*50*, *52*, *53*
在宅就労　*81*
三次元電動車椅子　*56*
参加制約　*10*
産業医　*81*

し

ショック期（障害の受容）　*47*
ショパール切断　*20*
四肢の切断　*20*
四肢麻痺　*17*
弛緩性麻痺　*16*
視空間失認　*18*
自己像　*42*
自己摘便　*33*
自己導尿　*33*
自己負担　*69*
自助具　*31*, *32*, *52*, *53*
自立支援医療（育成医療）　*73*
自立支援医療（更正医療）　*73*
児童扶養手当　*77*
失語　*17*, **18**, *52*
失行　*17*
失調性麻痺　*17*
失認　*17*
膝関節離断　*20*
社会資源　*68*
社会診断　*58*
社会的認知の障害　*35*
社会的不利（handicap）　*6*, *12*
社会復帰　*10*
社会保障，わが国の　*68*
手関節離断　*20*
手部切断　*20*
受容期（障害の受容）　*47*
授産場　*92*, *95*
住宅改造　*77*, *80*
重度障害者多数雇用事業所　*92*
重度身体障害者医療　*73*
処方，義肢装具の　*53*
初期評価　*50*, *51*, *61*
小児の障害　*24*
昇華（防衛機制）　*43*
傷病手当金　*74*
障害基礎年金　*75*
障害厚生年金　*75*

障害児福祉手当　77
障害者雇用支援センター　87, 88
障害者就業・生活支援センター
　　　　　　　　　　　　　85
障害者職業能力開発校　82
障害者自立支援法
　　　　　5, 56, 69, 72, 99, 100
　——での施設・事業体系　94
　——にもとづく福祉就労の施設
　　　　　　　　　　　　　95
障害者職業総合センター　84
障害者職業能力開発訓練施設
　　　　　　　　　　　84, 85
障害者の経済的問題　48
障害と疾病　1
　——の違い　2
障害の告知　46
障害の種類　5
障害の受容　47
障害の評価　64
障害の予後の予見　63
障害のレベル　6
上位運動ニューロン　14
上肢装具　54
上腕切断　20
食事の障害　31
職業訓練　81
職業性疾病　71
職業能力開発校の一般入所　84
職業能力開発校の短期課程　84
職業復帰　81
　——の場　90
職業リハビリテーション　81
　——の施設　82
触覚失認　18
心臓障害　25
心理・支持的作業療法　52
心理テスト　62
身体障害者　5
身体障害者(肢体障害者)に使われる
　　「リハビリテーション」　108

身体障害者手帳　89
身体障害者福祉工場　90
身体障害者福祉法　5
神経・筋再教育(ファシリテーショ
　ン)　51
振戦　15
靱帯　19

せ

セクシャルハラスメント　45
セルフケアの障害　31
せき髄損傷者職業センター　85
生活機能　9
生活施設　95
生活保護　71
生存権　68
生体の可逆性と不可逆性　1
性の問題　44
精神障害者　5
精神障害者福祉手帳　89
精神保健及び精神障害者福祉に関す
　る法律　5
整容の障害　31
切断，四肢の　20
先天性多発性関節拘縮症　24
染色体異常　25
船員保険　70
全失語　18
前腕切断　20

そ

ソケット，義手，義足の　54
装飾用義手　53
足指切断　20

た

体幹装具　56
対人関係　44

退行(防衛機制)　43
大腿義足　54
大腿切断　20
単麻痺　17
短下肢装具　28,55

ち

チームカンファレンス　67
地域障害者職業センター　85
地域リハビリテーション　103,104
知性　38
知性化(防衛機制)　43
知的障害者　5
知的障害者福祉法　5
治療体操　51
着衣失行　18
中間施設　96
中間評価　50,52,53
　──または最終評価　61
中枢神経　14
中足骨切断　20
長下肢装具　28,55
聴覚失認　18

つ

つえ　28
対麻痺　17

て

適合検査,義肢装具の　53
電動車椅子　30

と

取り入れ(防衛機制)　44
徒手筋力テスト　16
徒手療法(モビリゼーション)　51
同一視(防衛機制)　44

動機づけ　38
特定疾患(いわゆる難病)　22,73
特別児童扶養手当　77
特別障害者手当　76

に

二分脊椎　24
日常生活関連動作　35
日常生活動作　27
日常生活用具　77,79
入浴の障害　32
認知　40
認知症　40

の

ノーマライゼーション　103
能動義手　54
能力障害(disability)　6,12
脳性麻痺　24

は

ハインドクォーター切断　20
ハウスキーピングの障害　35
バリアーフリー　103
パーソナリティー　39
排泄の障害　33
発達障害　24
反動形成(防衛機制)　44
判定と措置　98

ひ

否定(防衛機制)　44
否認期(障害の受容)　47
肘関節離断　20
人の心　37
評価　59,61
広い意味で使われる「リハビリテー

118　索引

ション」107

ふ

フォークォーター切断　20
不随意運動　15
不随意性麻痺　17
部品，義手，義足　54
福祉工場　81
福祉就労　92, 95
物理療法　51

ほ

ポリオ　24
保護雇用（supported employment）
　　　　　　　　　　　92
補償（防衛機制）　43
補装具　56, 77
　——の支給，公費による　78
　——の支給，療養費払いによる
　　　　　　　　　　　78
　——の種目　77
法定雇用率　88
防衛機制　42
膀胱瘻　33
本能　38

ま

麻痺　14
末梢神経　14
慢性閉塞性肺疾患　25

ゆ

指切断　20

よ

抑圧（防衛機制）　44

り

リスフラン切断　20
リハビリテーション・エンジニア
　　　　　　　　　　　56
リハビリテーション医療　12
　——における看護活動　61
　——のインフォームドコンセント
　　　　　　　　　　　66
　——のゴールの設定　66
　——の進め方　63
リハビリテーションプログラム　67
リフター　30
理学療法　50
理学療法過程　50
理学療法士（PT）　50
両麻痺　17
療育手帳　89
療養費払いによる補装具の支給　78
臨床心理士　61

ろ

労災ケアセンター　96
労災ケアプラザ　96
労災障害年金　71, 76
労災傷病年金　76
労災治癒　71
労災保険　71
労災保険法　78
労災リハビリテーション作業所　96